Como Sobreviver a uma Guerra Nuclear

Proteja sua família

e seus

entes queridos!

Dr. George J Georgiou, Ph.D., D. Sc (AM), ND

Índice

Publicado por
Editora Da Vinci Saúde
Panayia Aimatosa 300
Aradippou 7101
Lárnaca
Chipre

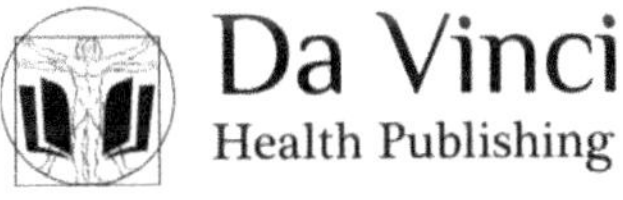

ISBN: 978-9925-569-38-0

Tradução:	Evandro Aguiar Nascimento
Revisão Texto:	Enzo Sousa Nascimento
Revisão Final:	Evandro Aguiar Nascimento

CAPÍTULO 1

COMO SOBREVIVER A UMA GUERRA NUCLEAR

Introdução

Por muitos anos, estudei a Arte da Sobrevivência nas guerras nucleares e outras calamidades, e fui incentivado por meus alunos, a quem ensinei habilidades de sobrevivência, a escrever um livro para um público mais amplo.

Decidi me concentrar em uma calamidade nuclear, pois as habilidades de sobrevivência necessárias são muito mais complexas do que em uma guerra convencional. Dominar as habilidades de sobrevivência para uma guerra nuclear quase certamente manterá você e seus entes queridos em boa posição caso essa terrível calamidade aconteça.

Todos nós devemos orar para que este livro nunca seja necessário para nenhum de nós, mas se uma guerra nuclear ocorrer em sua vizinhança, este livro poderá ajudar a salvar você e todos os seus entes queridos.

Leia este livro com muita atenção, crie sua lista de "obrigações" e comece a se preparar em etapas, pouco a pouco. Dentro de um curto período de tempo, você terá todos os seus preparativos concluídos e poderá dormir com muito mais segurança sabendo que fez o que pode por si e por seus entes queridos.

A guerra nuclear está no horizonte

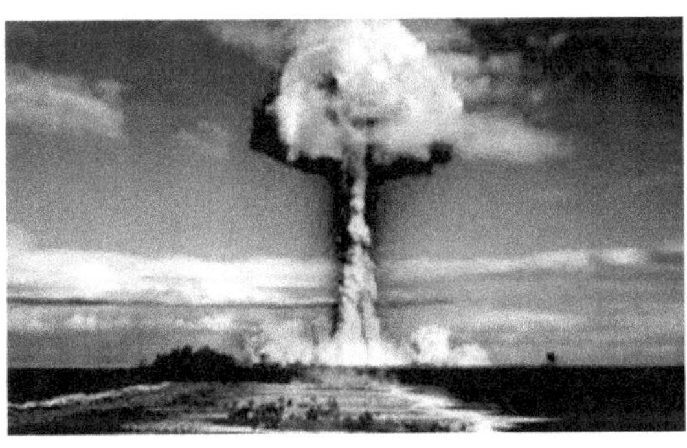

As armas mais terríveis e desumanas já inventadas são as armas nucleares. Elas são as únicas capazes de destruir a vida neste planeta como a conhecemos. Logicamente, alguém poderia pensar que os humanos não são capazes de destruir seu próprio planeta, mas quando vemos a mídia alternativa, parece que temos uma visão diferente.

Este foi o principal motivo para escrever este livro. Vamos bancar o advogado do diabo e dizer que haverá uma guerra nuclear, *o que faremos a respeito?* Qual é a primeira coisa que eu preciso fazer para proteger a mim e a minha família? Quais suprimentos e preparações são necessários para implementar um programa de sobrevivência? Quais são as minhas chances de sobrevivência?

Antes de responder a todas essas perguntas e muito mais, vamos dar uma breve olhada na situação geopolítica e avaliar os possíveis perigos. No momento em que estas palavras são escritas, o Magnífico Joe Biden, com lapsos de lucidez, está sentado na cadeira da presidência da nação mais poderosa do planeta, e não tenho nenhuma esperança na prevenção de uma guerra nuclear mundial, mas o tempo dirá.

Geopolítica

Na Rússia, fala-se que a guerra com os Estados Unidos é inevitável, e eles estão se preparando febrilmente para vencer tal guerra quando ela acontecer. Graças à invasão da Ucrânia, os problemas na Síria e o preço do petróleo, as relações dos EUA com a Rússia são as piores desde o fim da Guerra Fria. Na verdade, um movimento em falso pode resultar em forças americanas e russas se voltando uma contra a outra a qualquer momento.

Os russos trabalharam incrivelmente duro para atualizar e modernizar suas forças armadas nos últimos anos; enquanto isso, os militares dos EUA foram transformados em um experimento social radical politicamente correto pela administração Obama.

A maioria dos americanos assume que nunca travaremos uma guerra com a Rússia e, mesmo que o fizéssemos, venceríamos facilmente. Infelizmente, as coisas mudaram drasticamente na última década, e a verdade é que os russos agora estão em vantagem.

A maioria dos americanos pensam que ainda é a superpotência com um arsenal nuclear estratégico esmagador que ninguém pode derrubar. Talvez em algum momento esse tenha sido o caso, mas agora está longe de ser verdade.

Na verdade, o tamanho do arsenal nuclear estratégico dos EUA foi reduzido em mais de 95% desde o fim da Guerra Fria, e agora os russos têm mais ogivas nucleares implantadas do que os americanos.

Aparentemente mais preocupante para os Estados Unidos, as 1.796 ogivas implantadas da Rússia excedem - em impressionantes 246 armas - o limite de 1.550 armas nucleares implantadas que Moscou e Washington concordaram como parte do Novo Tratado de Redução de Armas Estratégicas de 2011.

O fato é que, apesar das grandes reduções ocorridas imediatamente após o fim da Guerra Fria, ainda existem pelo menos 23.000 ogivas nucleares, com uma capacidade destrutiva combinada de cerca de 150.000 bombas do tamanho das usadas em Hiroshima ou Nagasaki. Mais de 9.000 delas estão nas mãos dos EUA; cerca de 13.000 com a Rússia; e cerca de 1.000 com os outros países com armas nucleares combinados (China, França, Reino Unido, Índia, Paquistão, Israel e Coréia do Norte).

Mais de um terço dessas armas, mais de 7.000, permanecem operacionais. E, o mais extraordinário de tudo, mais de *2.000* armas dos EUA e da Rússia permanecem em alerta perigosamente alto, prontas para serem lançadas no caso de um ataque percebido, dentro de uma janela de decisão para cada presidente, de quatro a oito minutos.

Especialistas em segurança veem um risco crescente

Uma pesquisa realizada pelo Projeto de Estudo do Século XXI mostra que os principais especialistas em segurança nacional veem um risco crescente de um conflito nuclear:

"Esta é a primeira pesquisa que conhecemos assim", disse Peter Apps, diretor executivo do Projeto de Estudo do Século XXI (PS21). *"Tem havido muita conversa sobre o aumento das tensões com a Rússia e a China em particular, mas é muito difícil tentar colocar números nisso. As respostas que recebemos foram, francamente, muito variadas. Os números agregados mostram que a maioria das grandes guerras nucleares ou convencionais em potencial parece amplamente improvável - mas os números ainda são altos o suficiente para serem preocupantes. Claramente, este é um risco que não pode ser totalmente descartado."*

Abaixo estão algumas das estatísticas chocantes reveladas na pesquisa:

- **60 %** concluíram que o risco de uma guerra nuclear aumentou na última década.

- Eles previram uma **probabilidade de 6,8%** de um grande conflito nuclear nos próximos 25 anos, matando mais pessoas do que a Segunda Guerra Mundial (80 *milhões* nas estimativas mais altas).
- **52%** disseram que o risco de conflito nuclear entre as grandes potências cresceria ainda mais nos próximos 10 anos.
- **80%** disseram esperar que os confrontos por procuração e outras formas de "guerra assimétrica" também aumentem.
- Os participantes pesquisados viram uma **chance de 21% de conflito** entre a Rússia e a OTAN nos próximos 20 anos, com 4% de chance de uma guerra nuclear Rússia-OTAN.
- O risco de guerra entre EUA e China foi visto em **14%**, com 2% de chance de conflito nuclear.
- A Índia e o Paquistão foram vistos como os principais países com maior probabilidade de guerra, com **40% de chance de conflito convencional** e 9% de chance de guerra nuclear.
- Apesar do acordo nuclear assinado em 2015 entre o Irã e as grandes potências, porém suspenso em 2018 unilateralmente pelos EUA, a pesquisa previu uma chance de **27% de conflito entre o Irã e seus inimigos (sejam os EUA, Israel ou estados do Golfo) com uma chance de 6% de conflito nuclear.**
- Eles viram uma chance **de 17%** da Coréia do Norte e dos EUA lutarem, com novamente uma chance de 6% de conflito nuclear.
- Há **19% de chance** de conflito entre Japão e China com 2% de chance de guerra nuclear.
- 7% de chance da Rússia e a China lutarem com 1% de chance de guerra nuclear.
- Os entrevistados viram uma **chance de 17%** de um ator não estatal detonar um dispositivo nuclear nos próximos 20 anos.
- Eles também viram uma **chance de 38%** de um ator estatal - e **48%** de chance de um ator não estatal - realizar um ataque cibernético que mataria mais de *100 pessoas* no mesmo período.

Novos mísseis balísticos intercontinentais

Não é apenas com o número de ogivas que precisamos nos preocupar. Os russos desenvolveram um novíssimo míssil balístico intercontinental conhecido como "Sarmat", que é muito superior e mais avançado do que qualquer coisa que os EUA tenham implantado atualmente em seu arsenal.

O Sarmat pesará pelo menos 100 toneladas e transportará uma carga útil de 10 toneladas. Isso significa que o míssil pode transportar até 15 ogivas termonucleares direcionadas e independentes. Tem um alcance de pelo menos 6.000 milhas. Quando estiver operacional, será o maior ICBM já construído.

Como os outros ICBMs russos modernos, sendo o Yars, o Topol-M e o Bulava, o Sarmat está sendo projetado especificamente para superar as defesas de mísseis balísticos usando uma combinação de chamarizes, uma série de contramedidas e velocidade absoluta. Também poderá ser equipado com ogivas auto manobráveis, o que tornaria muito mais difícil de ser interceptado. Depois que o Sarmat for lançado, não há como pará-lo.

Cada míssil Sarmat carrega 15 ogivas com alvos independentes. Isso significa que para cada míssil que sobe, 15 ogivas caem. Cada uma dessas ogivas pode ser direcionada para uma cidade diferente e, portanto, um míssil Sarmat pode destruir uma área com aproximadamente o tamanho do Texas.

Enquanto isso, os militares dos EUA continuam usando tecnologia irremediavelmente ultrapassada. O governo Biden planeja manter os mísseis balísticos intercontinentais Minuteman, que foram implantados originalmente nas décadas de 1960 e 1970, em serviço até 2030.

Submarinos "buraco negro"

Uma preocupação ainda maior do que o míssil Sarmat são os submarinos "buraco negro" que a Rússia desenvolveu. Esses submarinos furtivos são tão silenciosos e tão invisíveis que podem chegar até nossas costas marítimas sem que saibamos que eles estão lá.

Então, em algum dia, uma frota de submarinos russos poderia surgir repentinamente em ambas as costas, lançar uma barragem de mísseis nucleares contra os EUA e não teríamos tempo para reagir. *"Patos sentados"* seria um termo apropriado para nos descrever.

E isso não é tudo. Os russos agora desenvolveram submarinos ainda mais novos que são ainda mais silenciosos e furtivos do que os submarinos que a Marinha dos EUA chamou de "buracos negros".

"As capacidades furtivas dos novos submarinos diesel-elétricos da classe Lada da Rússia excedem em muito as de seus antecessores." O CEO do Admiralty Shipyard, Alexander Buzakov, disse à imprensa russa que os novos submarinos são capazes de manter um perfil tão discreto graças a uma implementação inteligente de um revestimento acústico antirreflexo de última geração e um novo sistema hidroacústico aprimorado.

Se você ainda não acha que os russos estão falando sério, então outra coisa que levantou muitas sobrancelhas recentemente foi o anúncio de um maciço "exercício de defesa civil" na Rússia que envolveu 40 milhões de pessoas.

Muitos acreditam que o objetivo principal desse exercício era preparar a população para uma guerra nuclear. Este enorme exercício de "defesa civil" de quatro dias em outubro de 2016 fez soar o alarme em Washington e Londres, com as tensões já altas devido a desentendimentos na Síria.

A exercício pode ser resultado de uma falha na comunicação entre os EUA e a Rússia recentemente. Este exercício preparará os cidadãos russos para *"grandes desastres naturais e provocados pelo homem"*, de acordo com o Ministério de Defesa Civil, Emergências e Eliminação de Consequências de Desastres Naturais do país.

O ministério revelou que 40 milhões de civis, 200.000 socorristas e 50.000 unidades equipadas estavam envolvidos no jogo de guerra, que ocorreu de 4 a 7 de outubro de 2016.

Os russos estão ocupados construindo centenas de abrigos antiaéreos somente em Moscou, a um custo de mais de 500 bilhões de dólares. Se uma guerra nuclear começar e Moscou for atingida, pelo menos seus cidadãos terão algum lugar seguro para onde ir. Infelizmente, não podemos dizer o mesmo dos Estados Unidos, pois nenhuma provisão foi feita para a população em geral.

O Jogo da Culpa Esquenta

O povo russo acredita que os EUA foram responsáveis pela derrubada do governo eleito democraticamente na Ucrânia. Eles acreditam que os EUA ajudaram a iniciar a guerra civil na Síria enquanto Hillary Clinton era secretária de Estado, e acreditam que os EUA empurraram o preço do petróleo para baixo para prejudicar a economia russa.

Se você ouvir a mídia russa, há conversas constantes sobre guerra. Os russos consideram os EUA a grande força do mal no mundo, e eles se consideram a grande força do bem no mundo. E parece haver uma crença avassaladora de que um confronto final entre o bem e o mal é inevitável.

A maioria dos americanos comuns ainda pensa que os russos são "nossos amigos" e que não há a menor possibilidade de entrarmos em guerra com eles. Certamente esperamos que a guerra com a Rússia não aconteça tão cedo, porque há uma chance muito boa de que os EUA não acabem do lado vencedor. Além disso, qualquer guerra nuclear será uma situação de perda para todos os envolvidos e para toda a humanidade.

De fato, há esperanças, mas este livro vai além, digamos que o inferno desabe e esse cenário horrível se torne realidade, o que podemos fazer para ajudar a nós mesmos e a nossas famílias?

Antes de continuar lendo, digamos o seguinte: **HÁ ESPERANÇA DE SOBREVIVER A UMA GUERRA NUCLEAR**. Esta pode ser uma declaração surpreendente para muitas pessoas, pois a maioria acredita que não há esperança no inferno de sobreviver a uma guerra nuclear.

Mas na verdade, como você aprenderá neste livro, é que com o conhecimento certo e a preparação correta, é realmente possível sobreviver e ajudar seus entes queridos a sobreviver também. Este é um ato de preservação; preservando nossa espécie para que as gerações futuras se beneficiem e não repitam nossos próprios erros.

O que é uma arma nuclear?

Uma vez que falamos de armas nucleares, vamos tentar definir sobre o que estamos falando. ***O que é uma arma nuclear?***

É basicamente uma arma que deriva sua incrível força destrutiva da liberação repentina da energia criada por uma fissão nuclear autossustentável e/ou uma reação de fusão.

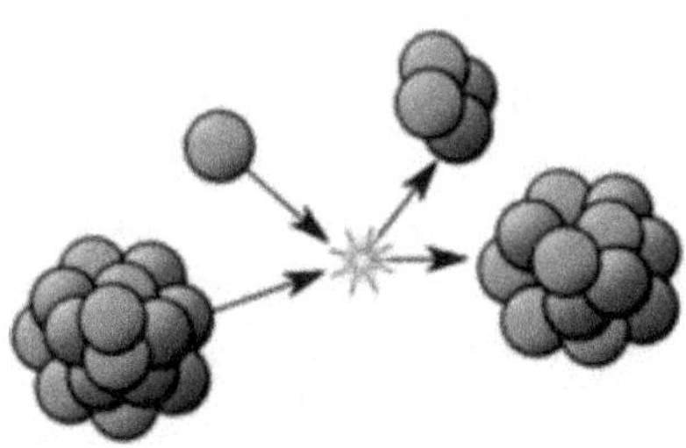

As armas baseadas na fissão obtêm sua energia da divisão dos átomos, como todas as armas nucleares americanas de primeira geração, incluindo as bombas lançadas nas cidades japonesas de Hiroshima e Nagasaki.

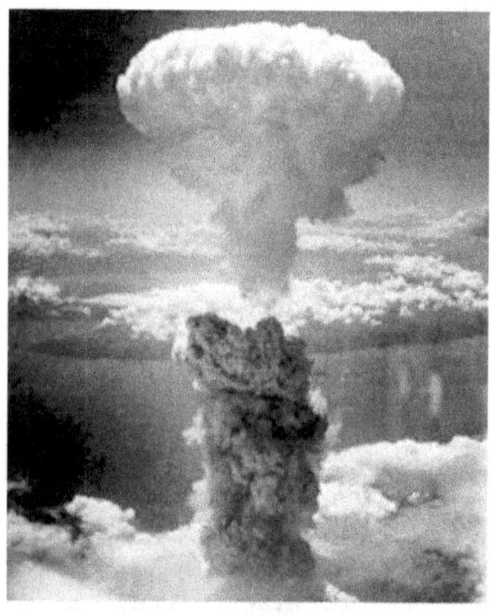

Bomba atômica baseada em fissão

As armas nucleares modernas são muito mais destrutivas e derivam parte ou a maior parte do seu rendimento explosivo de outro processo chamado *fusão,* a bomba de hidrogênio é um exemplo disso. A fusão é conceitualmente o inverso da fissão, fundindo ao invés de dividir átomos. Quando dois ou mais átomos leves (por exemplo, isótopos de hidrogênio, deutério e trítio) se fundem, uma grande quantidade de energia é liberada.

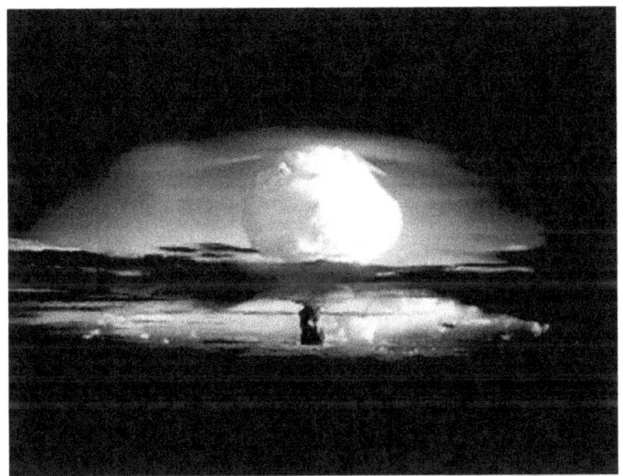

Bomba de hidrogênio baseada em fusão

Quando os núcleos de urânio-235 são divididos em um reator nuclear, surgem vários produtos de fissão radioativos. Os mais nocivos são o iodo-131, césio-137, estrôncio-90 e plutônio-239. As partículas de poeira no ar com elementos radioativos podem ser inaladas, depositadas na terra pela chuva e pela água ou entrar na cadeia alimentar através das plantas.

O que é decaimento radioativo e como é medido?

O decaimento radioativo é simplesmente quando um núcleo atômico se transforma em um núcleo mais leve, liberando radiação no processo. Existem diferentes tipos de radiação, como partículas alfa, partículas beta e radiação gama.

Uma **partícula alfa** pode viajar vários milímetros no ar, mas em geral seu alcance diminui com o aumento da densidade do meio. Por exemplo, as partículas alfa não penetram na camada externa da pele humana, mas, se inaladas, podem danificar o tecido pulmonar.

Uma **partícula beta** é um elétron ou um pósitron e é muito mais leve que uma partícula alfa. Assim, as partículas beta alcançam uma distância maior do que as partículas alfa antes de perder energia. Uma partícula beta de energia média viaja cerca de um metro no ar e um milímetro no tecido corporal.

Os raios gama são radiações eletromagnéticas. Os raios gama podem penetrar muito mais profundamente do que as partículas alfa ou beta; um fóton de raio gama de alta energia pode passar por uma pessoa sem interagir com o tecido. Quando os raios gama interagem com o tecido, eles ionizam os átomos.

Isso torna a radiação gama a mais perigosa, pois esses raios podem penetrar em todo o corpo, bem como em outros materiais, como concreto e solo.

Qual é a Dose Absorvida?

Para avaliar o perigo da exposição radioativa, deve-se calcular a **dose absorvida,** que é a quantidade de energia absorvida por um órgão ou tecido do corpo. Às vezes, as substâncias radioativas são seletivas quanto em órgãos e tecidos serão absorvidas.

As doses de radiação são frequentemente calculadas em unidades de **rad,** que significa **dose absorvida de radiação.**

Cem rad equivale a um Joule/quilograma (J/kg), que também equivale a um **Gray** (Gy), a unidade internacional padrão para medir a dose de radiação.

Qual é a taxa de dosagem?

Quando estamos medindo a dose por unidade de tempo, isso é chamado de **TAXA DE DOSE**. Um exemplo de unidade para taxa de dose é milirad/hora.

Geralmente, um joule na física é uma quantidade muito pequena de energia, mas em termos de potencial de ionização de moléculas ou elementos, um joule é uma enorme quantidade de energia. Um joule de radiação ionizante pode causar dezenas de milhares de trilhões de ionizações.

O roentgen mede a quantidade de ionização no ar causada pelo decaimento radioativo dos núcleos. Em tecido biológico não ósseo, um roentgen é equivalente a cerca de 0,93 rad. No ar, um roentgen equivale a 0,87 rad. Os mostradores que exibem a calibração em mR/hr estão lendo milliroentgen por hora. Eles estão resumidos na Tabela 1.

Medições de radiação

Unidades	radioatividade	Dose Absorvida	Dose Equivalente	Exposição
Unidades Comuns	Curie (Ci)	Rad	Rem	roentgen (R)
Unidades SI	bequerel (Bq)	Gray (Gy)	sievert (Sv)	Coulomb/Kilogram (C/kg)

Tabela 1. As unidades internacionais usadas nas medições de radiação

Fatores de conversão de dose (DCFs) são usados para converter uma quantidade de radioatividade (expressa em curies ou becquerels) respirada ou ingerida por uma pessoa em uma dose (expressa em rems e sieverts). Os DCFs usados para fins regulatórios são derivados de uma combinação de uma variedade de dados experimentais e modelos matemáticos. Eles estão resumidos na Tabela 2.

Mitos e Fatos

O mito geral que prevalece entre muitas pessoas é que se houver uma guerra nuclear, a morte será uma consequência inevitável para todos. É importante obter nossos fatos corretos e separar os mitos, então vamos começar fazendo exatamente isso.

Mito 1: A precipitação radioativa durante uma guerra nuclear literalmente envenenaria a atmosfera e tudo no meio ambiente, portanto matando todos nós.

Fato 1: Quando uma bomba nuclear explode, ela dispersa milhares de toneladas de partículas radioativas que são transportadas para uma nuvem em forma de cogumelo, quilômetros acima da Terra, e depois espalhadas pelos ventos. Esses metais pesados radioativos podem produzir radiação gama perigosa e, portanto, é importante que os sobreviventes evitem qualquer contato com eles a todo custo.

Unidade	Descrição	Equivalente
Rem (Equivalente a roentgen no homem)	Uma unidade de dose absorvida equivalente de radiação que considera a eficácia biológica relativa de diferentes formas de radiação ionizante, ou as várias maneiras pelas quais elas transferem sua energia para o tecido humano. A dose in rem é igual à dose em rad multiplicada pelo fator de qualidade (Q). Para as radiações beta e gama, o fator de qualidade é considerado um, ou seja, rem é igual a rad. Para radiação alfa, o fator de qualidade é considerado 20, ou seja, rem é igual a 20 vezes rad. Rem é essencialmente uma medida de dano biológico. Para nêutrons, Q é tipicamente assumido como 10.	rem = rad x Q
Sievert (Sv)	Uma unidade de dose absorvida equivalente igual a 100 rem.	1 Sv = 100 rem Sv = Gy x Q
Rad (dose absorvida de radiação)	Uma unidade de dose absorvida de radiação. Rad é uma medida da quantidade de energia depositada no tecido.	1 rad = 100 erg/grama
Gray (Gy)	Uma unidade de dose de radiação absorvida igual a 100 rad. Gray é uma medida de deposição de energia no tecido.	1 Gy = 100 rad
Curie (Ci)	A unidade tradicional de radioatividade, igual à radioatividade de um grama de rádio-226 puro.	1 Ci = 37 bilhões dps = 37 bilhões Bq
Bequerel (Bq)	A unidade internacional padrão de radioatividade igual a uma desintegração por segundo.	1 Bq = 27 pCi
Desintegrações por segundo (dps)	O número de partículas subatômicas (por exemplo, partículas alfa) ou fótons (raios gama) liberados do núcleo de um determinado átomo durante um segundo. Um dps = 60 dpm (desintegrações por minuto).	1 dps = 1 Bq

Tabela 2. Algumas unidades usadas na medição de radiação ionizante e dose de radiação

Fontes: Nuclear Wastelands, Makhijani et al., eds., Cambridge: MIT Press, 1995; *Science for Democratic Action,* vol. 6 no. 2, November 1997; Radiation Protection: A Guide for Scientists and Physicians, 3rd Ed., Jacob Shapiro, Cambridge: Harvard University Press, 1990.

No entanto, esses metais pesados radioativos não contaminam tudo, apenas onde eles aterrissam. Felizmente para todos os seres vivos, o perigo dessas partículas radioativas diminui com o tempo. Portanto, se alguém puder ficar em um abrigo por vários dias enquanto os materiais radioativos se decompõem e perdem seu poder, eles estarão seguros. Este livro o ajudará a entender melhor o que fazer para ajudar a si mesmo e a seus entes queridos, preparando-se para tal eventualidade.

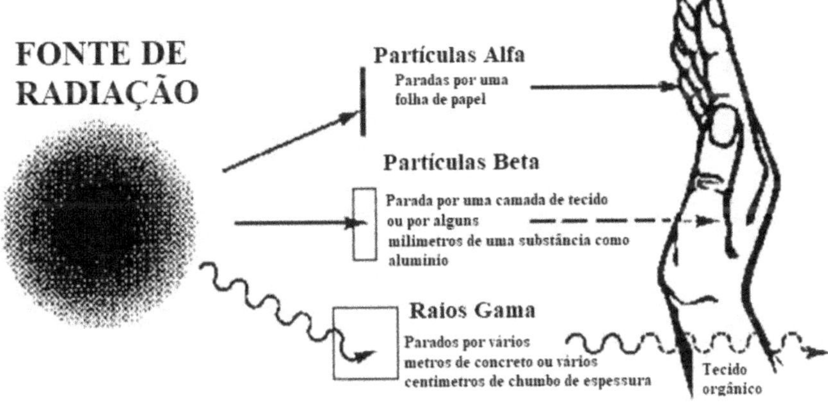

Mito 2: A precipitação radioativa nunca decai e está sempre presente por milhares de anos, dificultando a sobrevivência de qualquer pessoa.

Fato 2: Isso simplesmente não é verdade. A precipitação radioativa decai com o tempo e atingirá níveis bastante toleráveis que não nos afetarão adversamente em apenas algumas semanas. Se a taxa de dose de 1 hora após uma explosão for de 1000 R/h, levaria cerca de 2 semanas para a taxa de dose ser reduzida para 1 R/h, apenas por causa do decaimento radioativo.

De fato, a Figura 1 ilustra a rapidez do decaimento da radiação durante os primeiros dois dias após a explosão nuclear que a produziu.

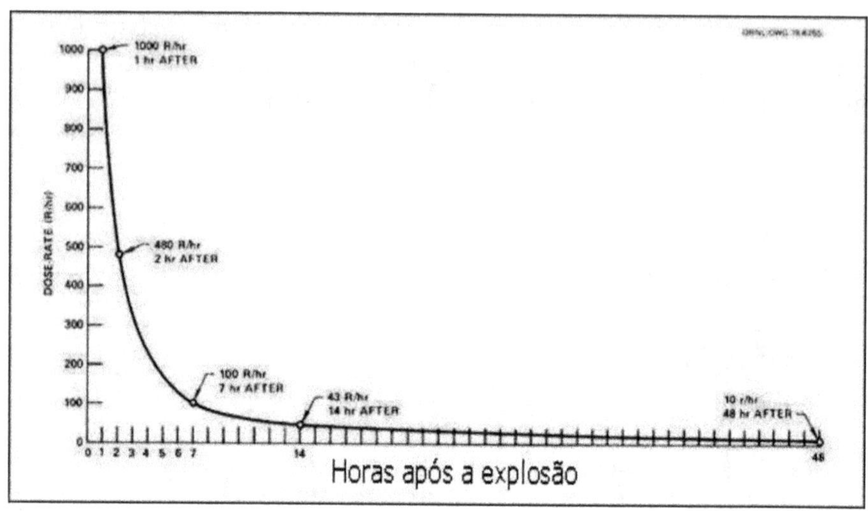

Fig 1 – A rapidez do decaimento da radiação da precipitação

Mito 3: A radiação de precipitação penetra tudo; não há como escapar de seus efeitos mortais.

Fato 3: Um abrigo adequado reduziria a dose de radiação a quantidades talvez insignificantes. Pode-se também construir um abrigo com uma espessura suficiente de terra ou outro material de proteção pesado. Os raios gama são como os raios X, mas mais penetrantes. A Figura 2 mostra a rapidez com que os raios gama são reduzidos em número (mas não em sua capacidade de penetração) por camadas de terra compactada. Cada uma das camadas mostradas são camadas com espessuras redutoras de terra compactada, cerca de 3,6 polegadas (9 centímetros). A espessura da camada redutora é a espessura de um material que reduz pela metade a dose de radiação que passa por ele.

Quanto mais densa uma substância, melhor ela serve como material protetor. Assim, a espessura da camada redutora do concreto é de cerca de 2,4 polegadas (6,1 cm).

15

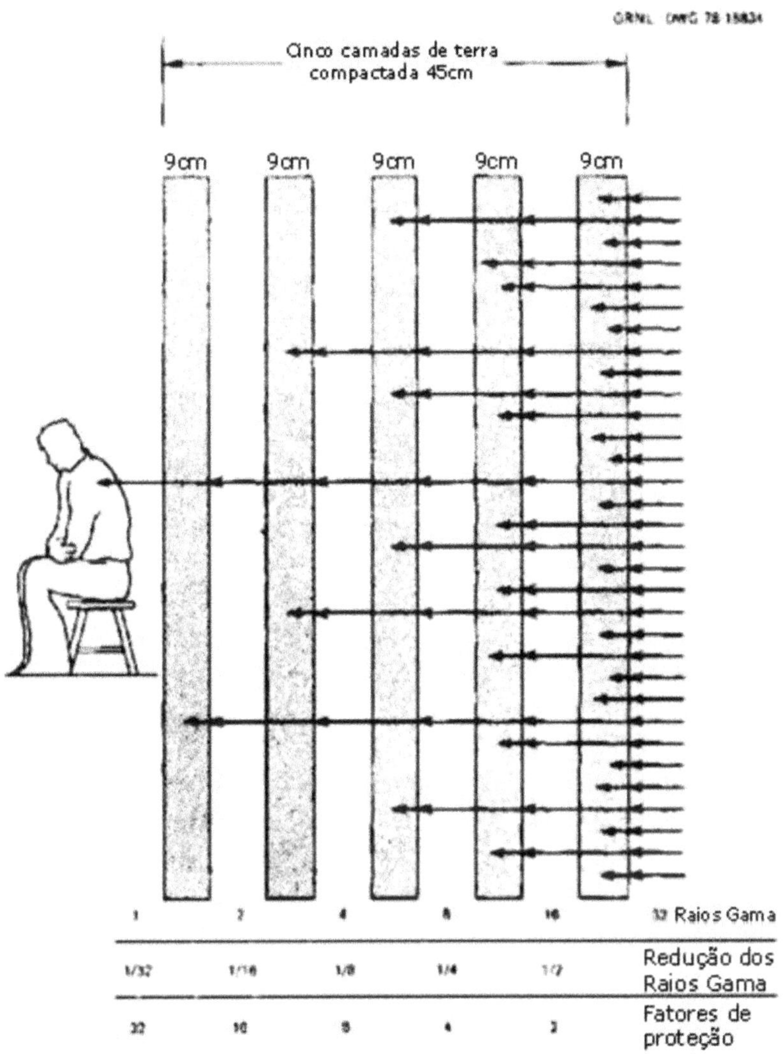

Fig 2 – O nível de radiação gama penetrando na terra compactada

Mito 4: Um forte ataque nuclear praticamente queimaria tudo, causando "tempestades de fogo" nas cidades. Todos os ocupantes do abrigo seriam mortos pelo calor intenso.

Fato 4: Se a explosão for grande o suficiente (cerca de um megaton – equivalente a um milhão de toneladas de TNT), ela pode causar queimaduras de segundo grau na pele de pessoas expostas que estão a até

16

dezesseis quilômetros de distância. Isso também dependeria das condições climáticas; se o tempo estiver muito claro e seco, a área de perigo de incêndio pode ser consideravelmente maior.

Mito 5: Grande parte da comida e da água será envenenada pela precipitação a ponto de as pessoas passarem fome e morrerem.

Fato 5: Deve-se pensar na precipitação radioativa como metais pesados que podem ser facilmente lavados de qualquer alimento ou filtrados da água. Então, por exemplo, se você colher uma laranja de sua laranjeira com luvas de proteção e lavá-la ou descascá-la bem, a radiação não teria penetrado na polpa da laranja. Se a partícula de radiação não for engolida, nenhum dano acontecerá à pessoa que comer a comida. Com a mesma lógica, se os alimentos forem guardados em recipientes hermeticamente fechados ou cobertos com uma folha de plástico, eles não serão contaminados e poderão ser consumidos.

Se removermos uma camada de alguns centímetros dos grãos armazenados nos quais as partículas de precipitação caíram em cima, então, novamente, o restante estará seguro.

A água de várias fontes, como poços profundos e reservatórios cobertos, tanques, cisternas cobertas e contêineres, não seria contaminada. Mesmo a água contendo elementos e compostos radioativos dissolvidos pode se tornar segura para beber simplesmente filtrando-a através de areia, argila ou solo.

A argila se liga bem às partículas radioativas, portanto, se a precipitação radioativa tiver contaminado o suprimento de água, filtre-a com terra usando solo do tipo argila para remover as partículas radioativas. De acordo com a American Civil Defense Association, este método é melhor do que a destilação, filtros de troca iônica e filtros de carvão.

Mito 6: A maioria dos filhos e netos não nascidos de pessoas que foram expostas à radiação de explosões nucleares serão geneticamente atingidos e nascerão com problemas genéticos.

Fato 6: O estudo realizado pela National Academy of Sciences, *A Thirty-Year Study of the Survivors of Hiroshima and Nagasaki,* foi publicado em 1977.

Ele conclui que a incidência de anormalidades não é maior entre crianças posteriormente concebidas por pais que foram expostos à radiação durante os ataques a Hiroshima e Nagasaki do que a incidência de anormalidades entre crianças japonesas nascidas de pais não expostos.

Isso não quer dizer que não haveria dano genético, nem que alguns fetos submetidos a grandes doses de radiação não teriam problemas. No entanto, parece que esse mito não é apoiado pela ciência.

Mito 7: Ouvi dizer que a precipitação nuclear permanece radioativa por muitos anos e isso é perigoso para as pessoas se movimentarem pela área contaminada.

Fato 7: Já afirmamos que os radionuclídeos na precipitação nuclear decaem rapidamente. Uma regra prática padrão para o decaimento é a regra 7-10. Esta regra afirma que para cada **aumento de sete vezes** no tempo após a detonação, há uma **diminuição de dez vezes** na taxa de radiação.

A Tabela 3 resume as taxas de dose relativas em vários momentos após uma explosão nuclear. No entanto, há uma pequena fração de precipitação que permanece radioativa por muitos anos (do *The Effects of Nuclear Weapons, Os Efeitos das Armas Nucleares – tradução livre*, por Glasstone e Dolan 1977).

Vejamos um exemplo:

Tomemos como ponto de referência a taxa de dose uma hora após a explosão. Pela regra 7-10, essa dose de radiação 7 horas após a explosão terá diminuído para um décimo. Em 7 x 7 = 49 horas ou aproximadamente 2 dias, terá reduzido para um centésimo. Em 7 x 7 x 7 = 343 horas, ou aproximadamente 2 semanas, a taxa de dose será um milésimo em comparação com o que era 1 hora após a explosão.

Outra maneira de ver isso é que, após duas semanas, a dose de radiação será um milésimo do que seria no primeiro dia.

Então, se olharmos para alguns números realistas na Tabela 3, podemos ver que no momento da explosão em 1 hora, a taxa de dose é de 1.000

Rems/hora. Na 7ª hora, isso será reduzido para um décimo, o que equivale a 100 Rems/hora. Isso ainda é bastante radioatividade, então ainda não seria seguro se expor por longos períodos de tempo a tais níveis.

No entanto, após 25 dias, a taxa de dosagem cai para dramáticos 0,40 Rems/hora, o que é seguro para exposição e não oferece risco de vida.

Assim, a maneira de sobreviver a uma explosão nuclear e sua precipitação é permanecer sob abrigo por cerca de um mês até que a taxa de decaimento caia para um nível seguro e aceitável. Isso significa que a pessoa deve preparar seu abrigo com comida, água e outros suprimentos de emergência para si e para sua família por pelo menos 30 dias.

Tempo (horas)	Taxa da Dose (R/h)	Tempo (horas)	Taxa da Dose (R/h)
1	1.000	36	15
1,5	610	48 (2 dias)	10
2	400	72 (3 dias)	6.2
3	230	100 (~4 dias)	4.0
5	130	200 (~8 dias)	1.7
6	100	400 (~17 dias)	0,69
10	63	600 (~25 dias)	0,40
15	40	800 (~33 dias)	0,31
24	23	1.000 (~42 dias)	0,24

Tabela 3: Decaimento da taxa de radiação da precipitação ao longo do tempo após uma explosão nuclear (adaptado de Glasstone e Dolan)

A dose letal (LD50) para pacientes não tratados é de aproximadamente 400 rads (4 Gy). Os cuidados médicos aumentam as chances de sobrevivência para quem for exporto a uma dose de aproximadamente até 600 rads (6 Gy). Mesmo com cuidados médicos, muitas vítimas que recebem doses de radiação acima de 600 rads (6 Gy) não devem sobreviver. O tempo até a morte dessas vítimas varia de várias semanas a alguns meses. Um gráfico simplificado das doses agudas de radiação é mostrado na Tabela 4. Curto prazo refere-se à exposição à radiação durante a resposta inicial ao incidente.

A partir desta tabela, os socorristas observarão que, se eles forem submetidos a doses agudas acima de 100 rad (1 Gy), provavelmente não conseguirão realizar suas tarefas adequadamente e correrão o risco de se tornarem vítimas. Certamente, a radiação acima de 300 rad (3 Gy) impõe grave perigo à sobrevivência e resultará em sintomas agudos como náuseas e vômitos.

Acima da faixa dos efeitos agudos, o risco de câncer aumenta ao longo da vida de uma pessoa.

Dose Corporal de Curto Prazo [rad (Gy)]	Morte por Radiação Aguda Sem Tratamento Médico (%)	Morte por Radiação Aguda com Tratamento Médico (%)	Sintomas agudos (náuseas e vômitos em 4h) (%)
1 (0,01)	0	0	0
10 (0,1)	0	0	0
50 (0,5)	0	0	0
100 (1)	<5	0	5-30
150 (1,50)	<5	<5	40
200 (2)	5	<5	60
300 (3)	30 – 50	15 - 30	75
600 (6)	95 – 100	50	100
1.000 (10)	100	>90	100

Tabela 4: Morte por exposição aguda à radiação em função das doses absorvidas em todo o corpo (para adultos). Adaptado do NCRP, AFRRI, Goans, IAEA, ICRP and Mettler

É provável que ocorram mortes agudas no período 30 a 180 dias após a exposição, e poucas ou nenhuma após esse período. As estimativas são para adultos saudáveis. Indivíduos com outras lesões e crianças correm maior risco.

Talvez a oportunidade mais eficaz de salvar vidas na primeira hora após uma explosão nuclear seja a decisão de se **abrigar imediatamente**.

Quando os indivíduos permanecem em áreas de precipitação nuclear desprotegidos, a precipitação depositada no solo e nos telhados os levará a uma exposição imediata à radiação externa da radiação gama.

Respirar partículas radioativas também apresenta maiores problemas para a saúde, então alguma forma de proteção respiratória, mesmo uma proteção improvisada, como segurar um pano sobre a boca e o nariz, certamente será melhor do que nenhuma proteção.

Muitas pessoas precisarão de pelo menos uma descontaminação rudimentar quando chegarem ao local que escolheram para se abrigarem. A descontaminação eficaz das pessoas da precipitação é bastante simples. Primeiro, tire todas as roupas e tome banho. Se as roupas estiverem contaminadas com poeira de radiação, elas devem ser descartadas fora do abrigo se houver uma muda de roupa disponível. Como alternativa, elas devem ser limpas da melhor maneira possível, usando alguma máscara ou pano para proteger a pessoa inalar a poeira radioativa para seus pulmões.

A poeira radioativa não é nada mais do que metais pesados radioativos e pode ser literalmente lavada do corpo, roupas e até mesmo da comida. Uma vez que os metais pesados radioativos tenham desaparecido, eles não representam mais nenhuma ameaça e não haverá mais danos causados pela radiação.

Se a contaminação não for escovada ou lavada, pode causar queimaduras beta na pele. Se os socorristas se encontrarem presos em uma área durante a precipitação ativa da pluma, eles devem encontrar um abrigo adequado e, em seguida, limpar uns aos outros imediatamente.

Medidores de precipitação ou detectores de radiação

Medidores de precipitação, chamados dosímetros, medem a *dose* recebida registrando o número de medidores de pesquisa ou medidores da taxa de dose. Eles medem a *taxa de dose* registrando o número de R recebido por hora no momento da medição. Já discutimos a regra 7-10, que leva cerca de sete vezes mais tempo para a taxa de dose cair de 1.000 roentgens por hora (1.000 R/h) para 10 R/h (48 horas) do que cair de 1.000 R/h para 100 R/h (7 horas). Observe que em áreas de precipitação muito alta, a taxa de dose 1 hora após a explosão pode chegar a 1000 roentgens por hora.

Os medidores de precipitação são essenciais para medir a quantidade de decaimento radioativo ao longo do tempo para poder determinar quando será seguro deixar o abrigo.

Quem precisa de instrumentos de detecção de radiação?

Há muitas razões para comprar um detector de radiação de boa qualidade. Você deve entender que a radiação é basicamente invisível, você não pode ver, cheirar, saborear, ouvir ou sentir a radiação em si.

Sem um detector de radiação, você teria que depender apenas dos recursos limitados das autoridades para monitorar sua localização, determinar seu nível de risco, decidir a melhor ação de proteção e depois comunicá-la a você.

Um sobrevivente em um abrigo que não possui um medidor confiável para medir a radiação, ou que possui um, mas não sabe como usá-lo, enfrentará um pesadelo prolongado de incertezas.

As principais vantagens e benefícios de ter seu próprio instrumento de detecção de radiação são:

1. Verificar quais partes do abrigo oferecem a melhor proteção
2. Medir quão grande é a dose de radiação recebida por cada pessoa
3. Verificar quando é seguro deixar o abrigo por alguns minutos
4. Verificar quando é seguro deixar o abrigo para uma caminhada de uma hora para obter a água indispensavelmente necessária
5. Verificar quanto tempo alguém poderá trabalhar com segurança todos os dias fora do abrigo à medida que a radiação decai
6. Verificar quando o abrigo poderá ser evacuado, quando a radiação decair para níveis seguros

Somente um medidor de precipitação preciso e confiável permitirá que os sobreviventes respondam a essas perguntas de vida ou morte.

Com um medidor da taxa de dose confiável, você pode determinar rapidamente quão grandes são os perigos da radiação em diferentes lugares e, em seguida, agir prontamente para reduzir sua exposição a esses perigos invisíveis e não sentidos.

Por exemplo, se você sair de um excelente abrigo antinuclear e descobrir, lendo seu medidor da taxa de dose, que está sendo exposto a 30 R/h, saberá que, se ficar lá por uma hora, receberá uma dose de 30 R. Mas se você voltar para dentro de seu excelente abrigo após 2 minutos, enquanto esteve fora, você teria recebido uma dose de apenas 1 R. Sob condições de guerra nuclear, receber uma dose ocasional de 1 R (1.000 milliroentgens) não seria tão grave.

Resumindo: Ter em mãos um medidor de radiação barato atualmente é um seguro familiar que vale a pena e, como um seguro de vida importante, só podemos esperar e rezar para nunca ter que usá-lo! Além disso, como qualquer seguro real, será quase impossível conseguir um depois que algo acontecer!

O Contador Geiger

Contadores Geiger (Fig 3) são usados para detectar emissões radioativas, mais comumente partículas beta e raios gama. O contador consiste em um tubo preenchido com um gás inerte que se torna condutor de eletricidade quando é impactado por uma partícula de alta energia.

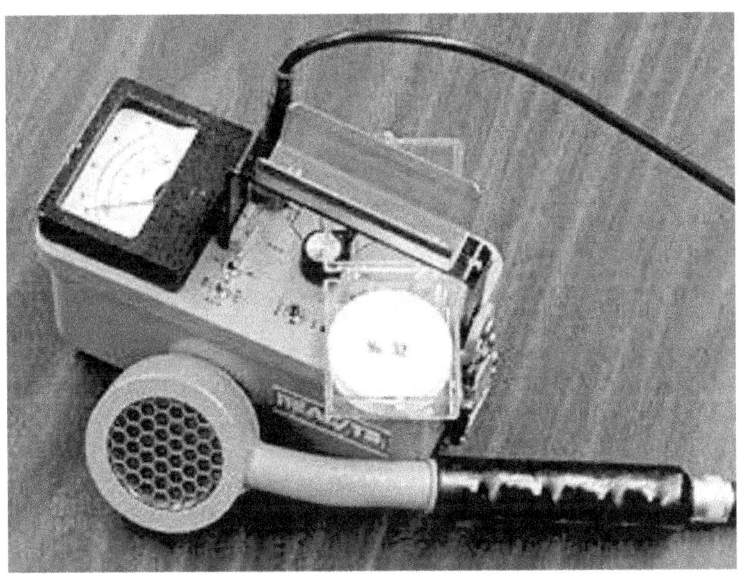

Fig 3. O tipo mais comum de detector de radiação é um tubo Geiger-Mueller (GM),
também chamado de contador Geiger

Quando um contador Geiger é exposto à radiação ionizante, as partículas penetram no tubo e colidem com o gás, liberando mais elétrons. Os íons positivos saem do tubo e os elétrons carregados negativamente são atraídos para um fio intermediário de alta voltagem.

Quando o número de elétrons que se acumulam ao redor do fio atinge um limite (Fig. 4), ele cria uma corrente elétrica. Isso causa o fechamento temporário de uma chave e gera um pulso elétrico que é registrado em um medidor, seja acusticamente como um clique que aumenta de intensidade à medida que a radiação ionizante aumenta, seja visualmente com o movimento de um ponteiro em forma de agulha.

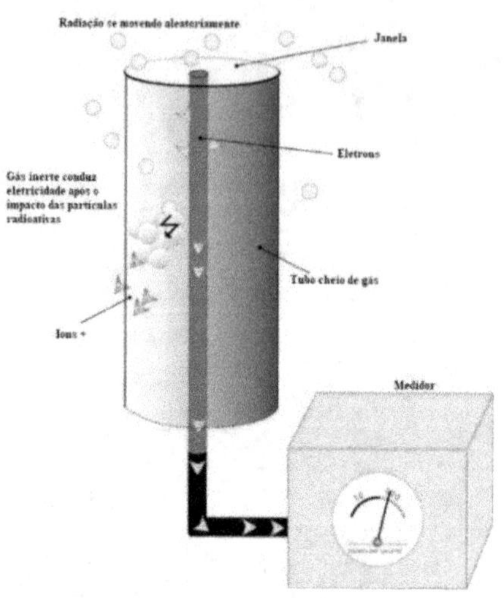

Fig 4. Funcionamento de um contador Geiger

Usando um contador Geiger-Mueller (GM) típico

Vejamos brevemente como usar um contador Geiger-Mueller típico.

É melhor colocar pilhas novas no contador GM se você tiver guardado ele por algum tempo, e calibrar o instrumento determinando o nível de fundo. Aqui estão os passos básicos que você precisa seguir para a maioria dos tipos de contadores GM:

Preparando o Medidor:

- Posicione o contador Geiger com o contador longe de você. Localize e abra o compartimento das pilhas.
- Coloque as pilhas no medidor usando a orientação adequada (positivo/negativo).
- Feche e tranque o compartimento das pilhas.
- Verifique as pilhas usando o botão "range" ou o botão "bat"; o método depende do tipo de instrumento. A agulha do medidor deve se mover para a área da escala marcada como 'bateria', indicando que as pilhas estão boas. Se as pilhas não estiverem

boas, encontre uma lanterna ou outra fonte de 2 pilhas D e coloque-as no medidor, verifique também essas pilhas.

- Gire a chave "F/S" para "S" (lento).
- Gire a chave "áudio" para "ON".

Medindo a radiação de fundo:

- Verifique se o interruptor "F/S" está em "S" (Lento).
- Mova o interruptor de alcance para a posição mais sensível.
- Remova a tampa da sonda, se houver uma no lugar.
- Meça a radiação de fundo por 60 segundos; anote a leitura. Como a radiação de fundo varia com o tempo, pode ser desejável fazer várias contagens e tirar a média dos resultados. Registre a leitura.
- Espere uma leitura de 40-100 contagens/min ou uma leitura de aproximadamente 0,02 mR/h (ou seja, 0,2 na configuração de faixa de 0,1) ou 0,2 micro Sv/h.
- Grave a leitura de fundo.

Como pesquisar

Usando o instrumento:

- Mova a chave "F/S" para "F" (rápido).
- Ajuste a chave seletora de instrumentos para a faixa mais sensível do instrumento.
- Segurando a sonda aproximadamente 1/2 a 1 polegada da pele da pessoa, examine sistematicamente todo o corpo da cabeça aos pés em todos os lados.
- Mova a sonda lentamente (cerca de 1 polegada por segundo).
- Não deixe a sonda tocar em nada.
- Tente manter uma distância constante.
- Preste atenção nas mãos, rosto e pés.

- Observe que alguns instrumentos GM não podem detectar radiação alfa e alguma radiação beta de baixa energia. Como a radiação alfa não é penetrante, ela não pode ser detectada nem mesmo através de uma fina película de água, sangue, sujeira, roupas ou através de uma capa de sonda.

Um aumento na taxa de contagem ou taxa de exposição acima do fundo indica a presença de radiação.

- Localize o ponto que produz mais cliques. (Gire o interruptor "F/S" para "S" para fazer uma leitura neste local. Lembre-se de retornar para "F" antes de continuar a pesquisa.)

- Quando necessário, ajuste a faixa do instrumento movendo a chave seletora de faixa.

- Documentar o tempo e as medições da radiação.

- Em geral, são consideradas contaminadas as áreas que registram mais que o dobro do nível de fundo previamente determinado. Para acidentes envolvendo emissores alfa, se a leitura for inferior a duas vezes o nível de radiação de fundo, a pessoa não está contaminada em grau clinicamente significativo.

Terminando as Medições da Radiação

- Desligue o medidor.
- Recoloque a tampa na sonda do medidor.
- Retire as pilhas.
- Coloque o contador Geiger de volta em seu estojo.

Os seguintes procedimentos são recomendados para a verificação de pessoal:

1. Faça com que a pessoa fique de pé sobre uma almofada limpa.
2. Instrua a pessoa a ficar em pé, com os pés

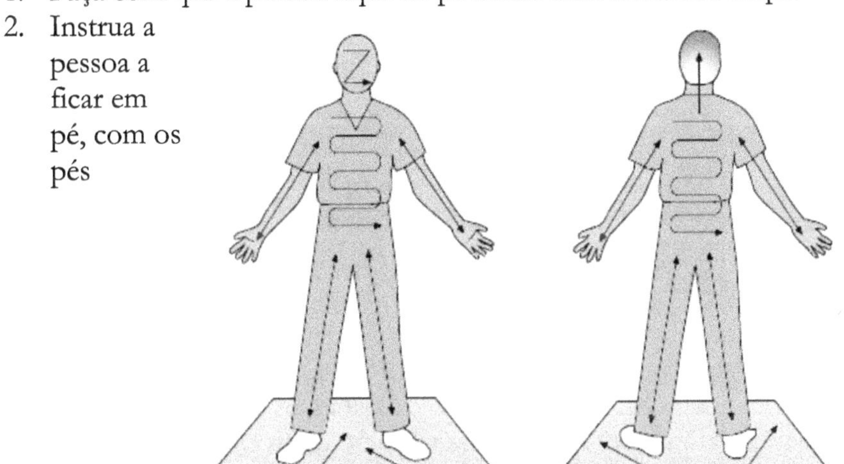

ligeiramente afastados, os braços estendidos com as palmas para cima e os dedos esticados.
3. Verifique ambas as mãos e braços; em seguida, repita com as mãos e os braços virados.
4. Começando no topo da cabeça, cubra todo o corpo, verificando cuidadosamente a testa, o nariz, a boca, o decote, o tronco, os joelhos e os tornozelos.
5. Faça com que a pessoa se vire e repita a verificação na parte de trás do corpo.
6. Verifique as solas dos pés.

Tente comprar o melhor contador Geiger que você puder, aqueles que medem as emissões alfa, beta e gama são os melhores.

Aqui estão alguns modelos que podem ser adquiridos na Amazon e em outros fornecedores:

1. <u>GCA-07W Professional Geiger Counter Nuclear Radiation Detection Monitor with Digital Meter and External Wand Probe - NRC Certification Ready- 0.001 mR/hr Resolution -- 1000 mR/hr Range</u>

2. <u>RADEX RD1706 Professional Radiation detector / Geiger Counter</u>

3. <u>GAMMA-SCOUT ® Rechargeable Geiger Counter (a Radioactivity Measuring Device)</u>

Contador Geiger natural

Existe uma planta que é um contador Geiger natural. A planta spiderwort é tão sensível a mudanças nos níveis de radiação (suas pétalas mudam de cor após a exposição) que é frequentemente usada como um detector de radiação natural (dosímetro). Assim como usam canários em minas como detectores de gás venenoso. Algumas pessoas gostam de saber que possuem um sistema de monitoramento contínuo da radiação no ambiente, e essa é apenas mais uma dica disponível em *"How to Neutralize the Harmful Effects of Radiation or Radioactive Exposure – Como Neutralizar os Efeitos Nocivos da Radiação e da Exposição à Radiatividade, tradução livre"*.

Detonações em Grande Altitude

Estas situações podem não ser tão arriscadas quando se trata de explosão, mas podem causar danos a todos os aparelhos elétricos, por isso a mencionamos brevemente aqui. Bombas nucleares em grande altitude geram o chamado EMP (pulso eletromagnético). Ele pode danificar e destruir todos os aparelhos elétricos, incluindo seu contador GM, bem como computadores e dados digitais. Se estes aparelhos forem ligados à tomada, podem provocar curtos-circuitos ou explosões e colocar em perigo você e a sua família.

Para proteger alguns de seus dispositivos, principalmente seu valioso contador GM, bem como rádios e outros equipamentos de comunicação, é melhor colocá-los em um recipiente de metal ou em uma gaiola de Faraday. Estes protegem os dispositivos elétricos do EMP. É importante que os dispositivos **não** toquem no metal dentro da gaiola de Faraday.

Você pode fazer sua própria gaiola de Faraday pegando uma caixa de papelão e envolvendo-a com papel alumínio (a tela de cobre também serve). Use uma espessura dupla de papel alumínio e certifique-se de que todas as frestas ao redor da abertura também sejam cobertas.

Você também pode usar invólucros condutores existentes, como latas de munição, latas de lixo de metal, sacos antiestáticos e até fornos de micro ondas antigos. É importante certificar-se de que todas as aberturas e frestas sejam cobertas.

Você tem atitude para sobreviver?

Alguns preparadores admitirão que se preparar para uma emergência pode se tornar um grande desafio à medida que aprendemos mais e mais sobre o que é necessário para sobreviver em uma emergência como uma guerra nuclear. Isso é se preparar para a SOBREVIVÊNCIA, ter a própria vida e, muitas vezes, a de seus complacentes entes queridos em suas mãos. Isso é intrigante e uma verdadeira curva de aprendizado para fazê-lo corretamente.

As recompensas serão enormes se você for uma daquelas pessoas que gostam de ajudar os outros, um verdadeiro líder, ao contrário de um seguidor. Haverá muitos seguidores em uma emergência e muito poucos líderes, mas são os líderes, os preparadores proativos, que realmente irão salvar a humanidade e ajudar na perpetuação da raça humana.

É também uma questão de redescobrir as nossas raízes e encontrar a força interior para manter uma atitude de sobrevivência com a qual possam contar. Estamos nos rebelando contra a tendência da sociedade que nos ensinou a depender do Estado. Não exigimos mais que ninguém cuide de nós, pois assumimos essa responsabilidade em nossas próprias mãos e a executamos.

Esse elemento de medo e dependência que o estado nutre tende a criar um comportamento de vítima assimilado em nossa sociedade. Em uma situação de emergência, no entanto, uma vítima medrosa reduzirá drasticamente sua expectativa de vida. Permanecer como vítima pode ser a escolha de alguns por causa do medo e da complacência, isso parece a escolha mais fácil para algumas pessoas. Os sobreviventes são comprometidos, determinados, focados e orientados para os objetivos. Às vezes é uma luta difícil, mas que aquece o Espírito.

A pessoa mais forte ou mais inteligente pode nem sempre ser aquela que persevera. Será sempre aquele que está mais empenhado e mais adaptável à situação dada. Aqueles que estão comprometidos e motivados a sobreviver terão uma vantagem maior do que aqueles que não estão. Quanto mais uma pessoa se prepara, mais ela se compromete a sobreviver. Esse compromisso que eles assumem consigo mesmos os levará além de sua "zona de conforto" para explorar novas maneiras de abordar a vida e se adaptar mais rapidamente ao que a vida lhes oferece.

Estamos vivendo em tempos turbulentos, como todos testemunhamos nos últimos 5 anos. É bastante seguro dizer que tempos difíceis estão chegando. Devemos nos preparar para esses tempos turbulentos e proteger a nós mesmos e nossas famílias. A atitude de preparação nos ensina a sermos mais fortes durante esses tempos difíceis, e esperamos que tenhamos nos preparado tanto mental quanto fisicamente. Haverá momentos em que recorreremos à nossa força interior para nos ajudar a seguir em frente. Mesmo que esses tempos difíceis estejam chegando, ainda temos tempo para continuar aprendendo mais habilidades e colocando nossos planos em prática. A cada novo dia que chega, é uma bênção e mais uma oportunidade para aprender algo novo ou encontrar outro item para se preparar.

Escolher ser um sobrevivente é um passo de ação que cria uma mudança mental na forma como pensamos e percebemos uma situação. Escolher ser um sobrevivente significa sair desse "papel de vítima" e aprender ativamente maneiras de viver o problema. A atitude de sobrevivência mantém a pessoa pensando de maneira mais positiva. Eles confiarão mais em suas habilidades e estarão preparados para esses eventos invisíveis e saberão como superá-los com as habilidades que aprenderam. Então, quando o empurrão chegar, o que você escolherá ser, um sobrevivente ou uma vítima?

No próximo capítulo, examinaremos os diferentes tipos de efeitos da radiação no corpo.

CAPÍTULO 2

EFEITOS DA RADIAÇÃO NO CORPO HUMANO

Temos muito com o que nos preocupar. Algumas pessoas dizem que pequenas quantidades de radiação não irão prejudicá-lo, enquanto outras dizem que nenhuma quantidade de radiação é segura.

Basicamente, a energia total que é absorvida e sua eficácia em causar mudanças é a base para determinar se podem ocorrer efeitos na saúde.

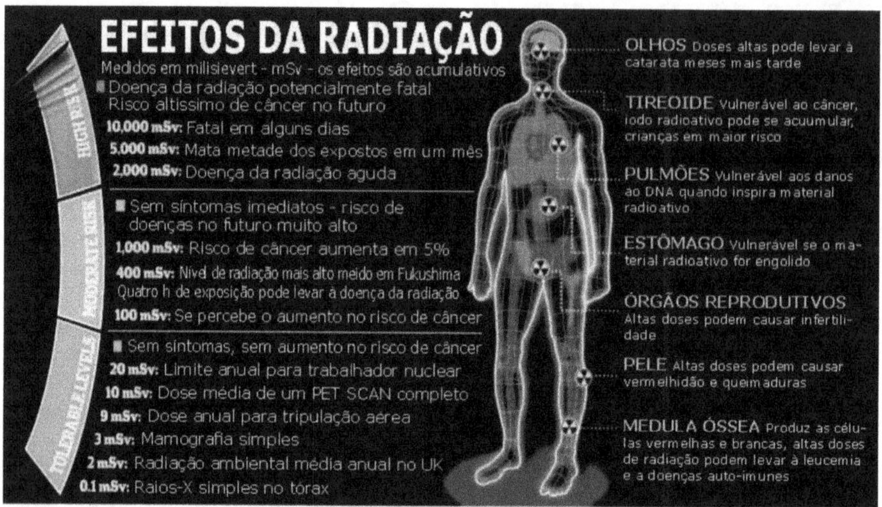

Quando as células, e o que está dentro delas, são expostas à radiação, os componentes do DNA e as proteínas críticas dentro das células são estimulados ou ionizados. Isso significa que os elétrons dentro dos nossos átomos são expulsos, fazendo com que os filamentos do DNA se quebrem e as proteínas se desnaturem ou percam sua forma.

Especificamente, a radiação pode:

- Levar à produção de radicais livres
- Quebrar as ligações químicas críticas
- Levar a mudanças na estrutura celular dentro das células irradiadas
- Danificar moléculas vitais, como DNA, RNA e outras proteínas reguladoras

Como nossas células são compostas principalmente por água, essa radiação ionizante que quebra a água é prejudicial ao produzir radicais livres (H+ e OH-). Embora as células sejam danificadas pelos radicais livres o tempo todo, elas normalmente se reparam, mantendo o corpo saudável. No entanto, as altas doses de radiação podem prejudicar a capacidade das células de se repararem.

Efeitos da Radiação

Os efeitos nocivos da radiação (ou seja, a gravidade da reação tecidual) dependem de vários fatores:

- A quantidade de radiação recebida (dose)
- Com que rapidez a dose é recebida
- Quanto do corpo foi exposto
- A sensibilidade de determinados tecidos à radiação
- A presença de anormalidades genéticas que prejudicam a reparação normal do DNA
- A idade da pessoa no momento da exposição
- O estado geral da saúde da pessoa antes da exposição

Uma dose única e rápida de radiação em todo o corpo pode ser fatal; a mesma dose total administrada durante um período de semanas ou meses pode ter um efeito muito menor. Os efeitos da radiação também dependem de quanto do corpo é exposto. Por exemplo, mais de 6 Gy podem ser fatais quando a dose de radiação é para todo o corpo. No entanto, quando limitado a uma pequena área e distribuído por um período de semanas ou meses, como na radioterapia contra o câncer, 10 ou mais vezes essa quantidade pode ser administrada sem danos graves.

Algumas partes do corpo são mais sensíveis à radiação. órgãos e tecidos nos quais as células se multiplicam rapidamente (como o intestino e a medula óssea) são danificados mais facilmente pela radiação do que aqueles nos quais as células se multiplicam mais lentamente (como músculos e células cerebrais). A glândula tireoide é suscetível ao câncer após ser exposta ao iodo radioativo porque o iodo radioativo se concentra na glândula tireoide.

Uma vez que a radiação entra no corpo, ela tem o potencial de danificar todos os tecidos e órgãos. No entanto, os tecidos mais vulneráveis são os tecidos de crescimento mais rápido do corpo, uma vez que a radiação pode causar três vezes mais danos durante a fase de crescimento das células.

As áreas sensíveis são os testículos e os ovários que podem se tornar estéreis com doses muito pequenas de radiação. A pele e o revestimento intestinal são muito mais resistentes, enquanto as células mais resistentes são as células cerebrais porque crescem mais lentamente.

A morte em poucas horas pode ocorrer quando a exposição for repentina e com grandes doses. A exposição a doses mais baixas de radiação pode levar à leucemia, ao câncer de tireoide, ao câncer nos ossos, ao câncer nas mamas, ao câncer de pele, ao câncer no estômago e ao câncer nos pulmões, à catarata ou a outros efeitos adversos à saúde muito mais tarde na vida. Pode levar de algumas semanas a alguns anos para se recuperar das doses mais baixas de radiação.

As Três Regras

Existem três fatores para determinar quais efeitos a radiação terá no corpo:

1. **A dose** – ou a quantidade de radiação que o corpo absorver
2. **O tipo de radiação** – a que está exposto e a via de exposição
3. **O período de tempo** – durante o qual você será exposto

Seguindo esses 3 fatores, existem três maneiras básicas pelas quais podemos reduzir nossa exposição:

1. **Diminuir a quantidade de tempo** que passamos perto da fonte de radiação
2. **Aumentando nossa distância** da fonte de radiação
3. **Aumentando a blindagem** entre nós e a radiação

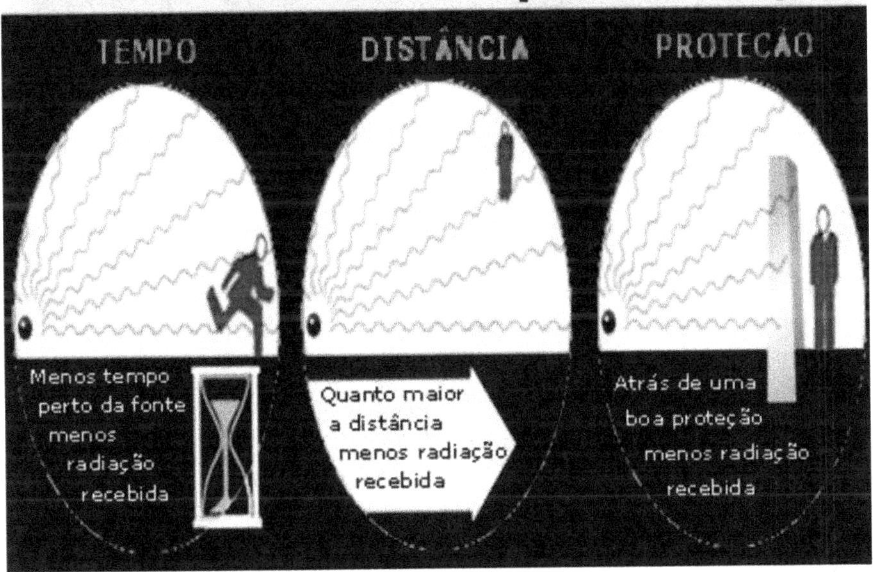

Vamos pegar esses 3 fatores e examiná-los um pouco mais detalhadamente...

A Dose

Os números de exposição à radiação abaixo representam as doses mínimas prejudiciais para os tecidos do corpo.

Primeiro, pode valer a pena simplesmente explicar as unidades de medida usadas na radioatividade:

1. **O Becquerel** é o número total de desintegrações por segundo. Se olharmos para a Fig. 1, isso é lindamente ilustrado pelo número de maçãs que caem de uma macieira.

2. **A unidade Gray** é a dose absorvida ou o número total de partículas ou emissões radioativas que a pessoa absorveu em seu corpo. Na Fig. 1, isso é ilustrado como o número de maçãs que atingem a pessoa que dorme embaixo da árvore.

3. **O Sievert** é a dose efetiva ou a quantidade prejudicial de radiação para o corpo. Baseia-se no tamanho e no peso das maçãs que atingem o dormente na Fig. 1.

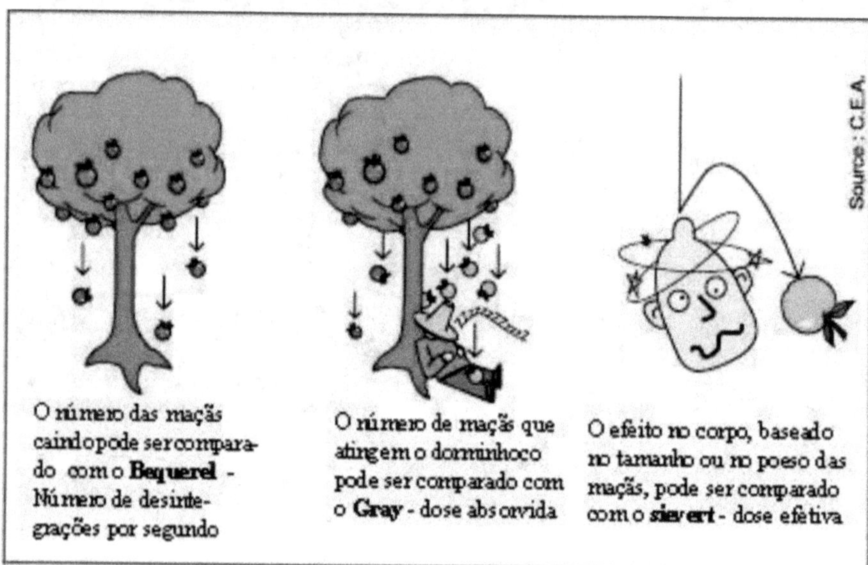

Fig 5. Comparação das unidades de medida para radioatividade

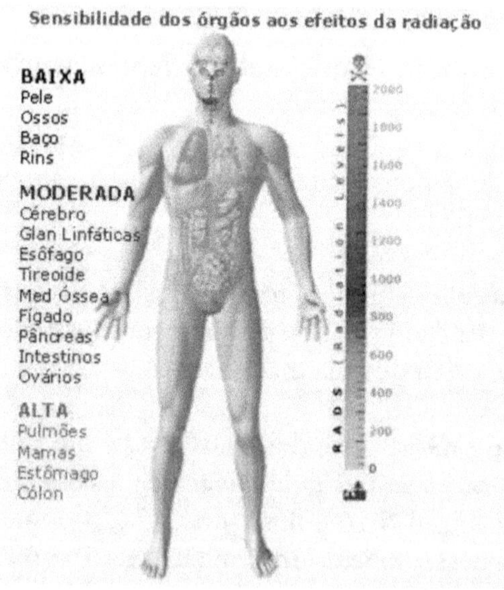

Fig 6. Sensibilidade dos órgãos aos efeitos da radiação

Assim, parece que os pulmões, os seios, o estômago e cólon em adultos tendem a absorver mais radiação do que outras partes de nossos corpos.

O tipo de radiação

Quando as células do corpo são expostas à radiação, os radicais livres são produzidos. Esses radicais livres ou íons podem prejudicar a função celular e danos podem ser causados ao DNA no núcleo da célula, que carrega a informação genética para replicação, estrutura e função celular. Agora é cientificamente reconhecido que tais danos ao DNA podem causar câncer e outras anormalidades genéticas.

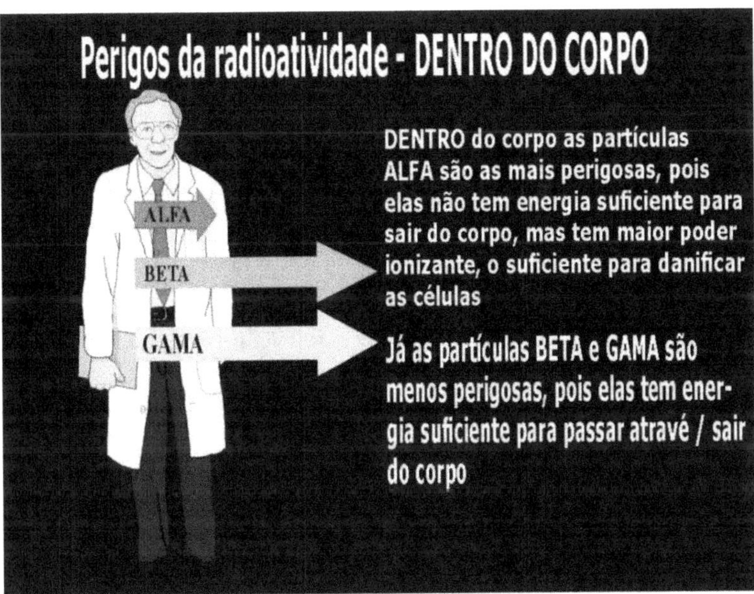

Fig. 7. Efeitos das diferentes partículas radioativas

Elementos radioativos, como o urânio e o bário, liberam o excesso de energia na forma de partículas ou ondas. Partículas alfa, partículas beta e raios gama são os tipos de emissões radioativas que podem causar danos ao interagir com os átomos que compõem as células vivas. Todos os tipos de radiação podem causar danos ao corpo e levar a uma condição conhecida como *doença da radiação*.

No entanto, conforme ilustrado na Fig. 3, na verdade são as partículas alfa que causariam mais danos dentro do corpo, pois têm o maior potencial de ionização para danificar as células. O bom é que elas não têm energia para penetrar na roupa, mas é possível inalá-las pelos pulmões. Por isso é importante usar uma máscara ou mesmo um lenço em volta do rosto quando exposto a essa radiação.

Quando as partículas ou as ondas radioativas interagem com os átomos em seu corpo, elas podem remover os elétrons que orbitam o núcleo desses átomos. Isso muda a maneira como os átomos funcionam normalmente e forma íons também conhecidos como 'radicais livres'.

Esses radicais livres podem bombardear as paredes celulares de qualquer órgão do corpo, bem como penetrar nas células e bombardear o núcleo, causando danos genéticos, mutações e câncer. É por isso que antioxidantes como a vitamina C e E, bem como o selênio e outros antioxidantes que mencionaremos mais adiante, são importantes, pois irão erradicar os radicais livres e prevenir os danos.

A exposição a altos níveis de radiação pode levar à morte celular e, consequentemente, à falência dos tecidos ou órgãos; e levar a um sistema imunológico enfraquecido, resultando em um aumento no número de infecções.

Os sintomas iniciais da doença da radiação são náuseas, diarreia e fraqueza, às vezes seguidas de perda de cabelo. Medicamentos para reduzir a náusea e a dor podem ser administrados, mas apenas antibióticos e transfusões de sangue podem ajudar a combater as infecções mortais e auxiliar na recuperação gradual da doença causada pela radiação.

Duração da exposição à radiação

A duração da exposição à radiação e a sua intensidade fazem uma grande diferença no que acontece com um indivíduo exposto.

Basicamente, a taxa de sobrevivência após a exposição à radiação depende da dose de radiação. Para aqueles que sobreviverem, a recuperação total geralmente leva de algumas semanas a 2 anos.

Com o tempo, o acúmulo dos danos causados pela exposição à radiação, se não for suficiente para simplesmente matar as células do corpo, irá distorcer o crescimento celular e causar cicatrizes e/ou os cânceres mencionados anteriormente. O dano causado também depende da capacidade dos tecidos afetados de se repararem.

Nosso trabalho neste livro é examinar as várias maneiras de eliminar o envenenamento por radiação e fortalecer a saúde do corpo para que os tecidos possam atingir a recuperação total sempre que possível.

Então, vamos começar com as coisas que as pessoas mais temem, que é uma discussão sobre a exposição radioativa severa.

Exposição à radiação

Quando falamos de exposição à radiação, existem dois tipos que você precisa diferenciar: (1) irradiação e (2) contaminação. Aqui estão as definições:

1. **A irradiação** é a exposição à radiação externa que passa diretamente pelo seu corpo e pode deixá-lo doente imediatamente, produzindo o que é chamado de "Síndrome Aguda da Radiação" (ARS).

A irradiação não torna a pessoa radioativa, mas danifica seus tecidos.

Em altas doses, a irradiação pode danificar permanentemente seu material genético (DNA), causando distúrbios latentes crônicos, como câncer e defeitos congênitos. A irradiação em si não tem tratamento de emergência, mas os médicos monitoram de perto a pessoa exposta quanto ao desenvolvimento de várias síndromes e tratam os sintomas à medida que vão surgindo.

2. **Contaminação** significa entrar em contato e reter material radioativo, geralmente na forma de materiais contaminados radioativamente que você come, inala, absorve através de lesões na pele ou que podem cair em sua pele.

Você pode ter contaminação interna e externa. Se for absorvido, o material radioativo será transportado para vários locais do corpo, como a tireoide ou a medula óssea, onde continuará liberando radiação.

A contaminação requer a remoção imediata do material radioativo para evitar que seja absorvido pelo organismo. Assim, a pele contaminada deve ser esfregada imediatamente com grande quantidade de água e sabão, pequenas feridas perfurantes devem ser limpas vigorosamente para remover todas as partículas radioativas (mesmo que a esfregação possa causar dor); os cabelos contaminados devem ser cortados em vez de raspados, porque a raspagem pode causar abrasão na pele e permitir que a contaminação entre no corpo.

A limpeza da superfície da pele deve continuar até que um contador Geiger mostre que a radioatividade desapareceu.

Se uma pessoa engoliu recentemente material radioativo, o vômito deve ser induzido. Alguns materiais radioativos possuem antídotos específicos que podem impedir a absorção do material ingerido. Esses antídotos geralmente são administrados apenas às pessoas expostas a contaminação radioativa significativa.

O iodeto de potássio impede que a glândula tireoide absorva o iodo-131 radioativo. Outros medicamentos, como o DTPA, a quelação com EDTA e a penicilamina, podem ser administrados por via intravenosa para remover certos elementos radioativos depois de terem sido absorvidos. Embora o contaminante com radiação absorvido muitas vezes não cause a "Síndrome Aguda da Radiação", ele pode levar a distúrbios crônicos (como leucemia ou câncer) ao longo do tempo, a menos que seja removido por esses métodos.

Síndrome Aguda da Radiação

A maior preocupação com a exposição à radiação é se você desenvolver a **síndrome aguda da radiação** ou **ARS**. Portanto, precisamos saber como identificá-lo, como se desintoxicar do contaminante e como se recuperar o mais rápido possível. A desintoxicação de emergência deve sempre ser realizada apenas por médicos, mas também existem métodos de desintoxicação caseira que veremos a seguir.

A exposição à radiação produz dois tipos de lesão por radiação: **aguda** (imediata) e **crônica** (retardada). O Envenenamento Radioativo, também conhecido como "síndrome aguda da radiação, (ARS)", geralmente ocorre em pessoas cujo corpo inteiro (ou uma grande parte dele) foi exposto à radiação, geralmente durante um curto período de tempo (Fig. 8).

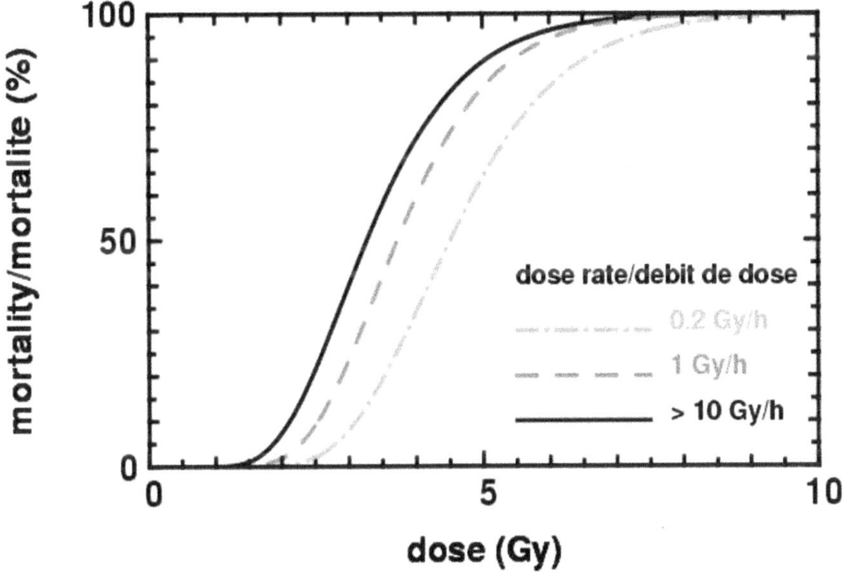

Fig 8. Dose e dose média *vs* mortalidade

Muitos sobreviventes das bombas atômicas de Hiroshima e Nagasaki, bem como muitos dos bombeiros do acidente da Usina Nuclear de Chernobyl em 1986, adoeceram com a *síndrome aguda da radiação* devido à sua forte exposição à radiação. Os sinais e sintomas do envenenamento radioativo naturalmente variam de acordo com a dose de radiação e os tecidos expostos, mas os sintomas gerais incluem:

- Náusea e vomito
- Diarreia
- Queimaduras na pele (vermelhidão da pele)
- Fraqueza
- Letargia e fadiga
- Perda de apetite
- Desmaio
- Desidratação
- Inflamação dos tecidos (inchaço, vermelhidão ou sensibilidade)

- Hemorragias sob a pele
- Sangramento do nariz, gengiva, boca
- Anemia (baixa contagem dos glóbulos vermelhos)
- Perda de cabelo (geralmente apenas no couro cabeludo)
- Diminuição das plaquetas

Três categorias da Síndrome Aguda da Radiação

As Síndromes Aguda de Radiação podem ser divididas em três categorias, com base na quantidade total de dosagem de radiação. As três categorias são:

1. A *Síndrome Cerebrovascular (Cérebro)* - isso é quando a dose total de radiação é extremamente alta, ultrapassando 20 a 30 **Gy**[1]. Uma pessoa com Síndrome Cerebrovascular (Cérebro) desenvolve rapidamente confusão, náusea, vômito, diarreia sanguinolenta e choque. Em poucas horas, a pressão arterial cai devido aos danos cardíacos e circulatórios, acompanhados pela incapacidade de coordenar a marcha, convulsões e coma. Os pacientes geralmente morrem em poucas horas, (geralmente nos primeiros dois dias) após uma exposição severa à radiação.

Em particular, a Síndrome Cerebrovascular tem 3 fases: o primeiro período de náuseas e vômitos; então ocorre a apatia, a sonolência e confusão; e, finalmente, tremores, convulsões e coma, com morte geralmente em poucas horas. Como a Síndrome Cerebrovascular é sempre fatal, o tratamento visa proporcionar conforto ao aliviar a dor, a ansiedade e as dificuldades respiratórias.

2. A *Síndrome Gastrointestinal* - essa ocorre quando a dose de radiação é menor, mas ainda alta, e ocorre devido à radiação nas células que revestem o trato digestivo. Doses na faixa dos 10 a 20 **Gy** afetam os intestinos, desnudando seu revestimento e levando à morte em 3 meses

---

[1] O Gray (símbolo: Gy) é a unidade do sistema internacional de unidades (SI) da dose de radiação ionizante absorvida e é definida como a absorção de um joule de radiação ionizante por um quilograma de matéria (geralmente o tecido humano).

devido a vômitos, diarreias, fome e infecções.

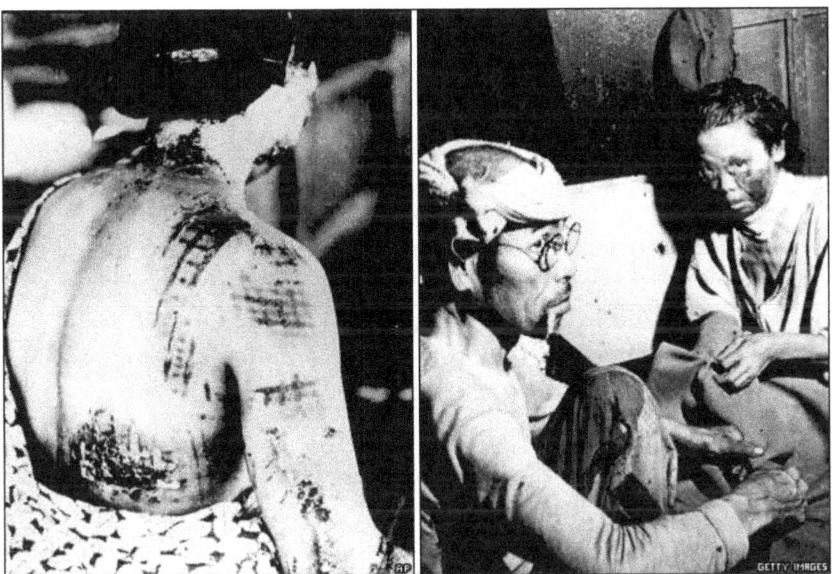

As vítimas que recebem de 6-10 Gy de uma vez geralmente escapam de uma morte pela síndrome gastrointestinal, mas, em vez disso, enfrentam a falência da medula óssea e a morte dentro de 2 meses devido à perda de sangue e da proteção contra infecções fornecida pelos glóbulos brancos.

Os sintomas das pessoas que sofrem da Síndrome Gastrointestinal incluem náuseas, vômitos e diarreia que podem levar a desidratação grave, diminuição do volume do plasma sanguíneo e ao colapso vascular que pode resultar em morte em um período de 3 a 10 dias. As náuseas, os vômitos e as diarreias graves começam de 2 a 12 horas após a exposição a **4 Gy** ou mais de radiação.

Haverá um período de bem-estar, após o qual, muitas vezes, há um retorno da diarreia sanguinolenta e intensa que produzirá um estado de desidratação grave, portanto, a ingestão de muitos líquidos e minerais é importante durante esse período. Os intestinos contêm uma variedade de bactérias boas e ruins, a microbiota, que começarão a invadir o resto do corpo, resultando em infecções graves.
É importante que as pessoas com a Síndrome Gastrointestinal tomem fluidos intravenosos, se disponíveis, ou bebam regularmente água mineral pura, sedativos também podem ser necessários para acalmar a pessoa.

Também seria sensato isolar a pessoa para que ela não seja exposta a mais micróbios. Em infecções graves, pode ser necessário administrar antibióticos medicinais, como a neomicina, mas também devem ser administrados probióticos, como lactobacilos e bifidobactérias.

3. **A *Síndrome Hematopoiética* -** é causada pelos efeitos da radiação na medula óssea, no baço e nos gânglios linfáticos, que são os principais locais de produção de células sanguíneas (hematopoiese). A Síndrome Hematopoiética é caracterizada por perda de apetite, apatia, letargia, náuseas e vômitos que geralmente se iniciam de 2 a 12 horas após a exposição a **2 Gy**[2] ou mais de radiação, podendo atingir o máximo no período de 6 a 12 horas. Os sintomas geralmente desaparecem completamente dentro de 24 a 36 horas após a exposição, e a pessoa geralmente se sente bem por uma semana ou mais.

No entanto, durante esse período sem sintomas, os gânglios linfáticos, o baço e a medula óssea começam a se desgastar, levando a uma grave escassez de glóbulos brancos, que são a principal defesa do corpo contra infecções, seguida por uma escassez de plaquetas e, em seguida, dos glóbulos vermelhos. Este é o ponto crítico em que a pessoa precisa receber suporte nutricional para construir células sanguíneas e aumentar a imunidade, caso contrário, muitos pacientes hematopoiéticos morrem dentro de 30 a 60 dias após a exposição.

Mais uma vez, os primeiros sintomas da Síndrome Aguda da Radiação (ARS) normalmente envolvem náuseas, vômitos, dor de cabeça e diarreia, que começarão dentro de minutos a dias após a exposição; duram de minutos a vários dias e podem ir e vir. A pessoa geralmente parecerá e se sentirá saudável por um curto período de tempo, pensando erroneamente que está bem, após o qual ficará doente novamente com perda de apetite, fadiga, febre, náusea, vômito, diarreia, convulsões e possivelmente até coma. Esta fase de adoecimento grave pode durar de algumas horas até vários meses.

---

[2] Vale ressaltar que não existe um nível seguro de radiação, mesmo pequenas doses são cumulativas e podem levar a cânceres que demoram muitos anos para se desenvolver.

CAPÍTULO 3

COMO SE PREPARAR PARA A PRECIPITAÇÃO NUCLEAR

Não há dúvida de que planejar com bastante antecedência é a melhor estratégia para se preparar para a precipitação nuclear. Deixar os preparativos para a última hora não será muito útil quando o botão for pressionado!

Então, aqui vamos examinar quais aspectos você deve considerar em seu planejamento para tais eventualidades.

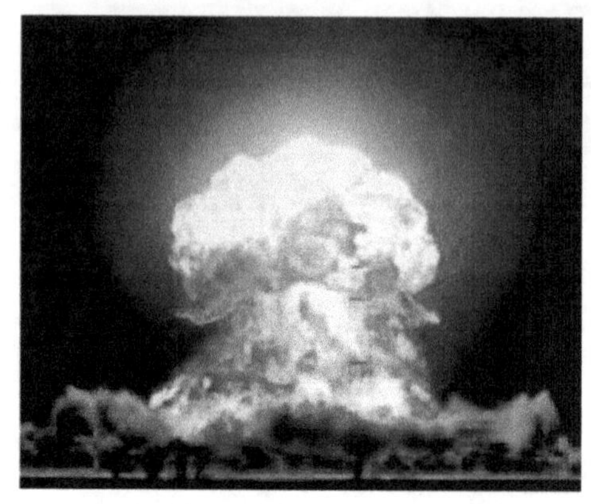

A Regra dos Sete / Dez

Já vimos brevemente como o perigo de radiação da precipitação diminui com o tempo. Mas vamos dar uma refrescada em sua memória...
A radioatividade decai exponencialmente com o tempo, de modo que para cada fator de aumento de sete no tempo, a radiação é reduzida por um fator de dez.

Por exemplo: após 7 horas, a taxa de dose média é reduzida por um fator de dez; após 49 horas, é reduzido por mais um fator de dez (para 1/100); após duas semanas, a radiação da precipitação terá reduzido por um fator de 1000, em comparação com o nível inicial; e após 14 semanas a taxa de dose média terá reduzido para 1/10.000 do nível inicial.

Portanto, se você puder ficar dentro de casa nas primeiras **49 horas (2 dias),** a radiação externa será **reduzida por um fator de 100.**

Se você puder ter 1 metro de terra entre você e a radiação, você pode reduzir a exposição por um fator de 1000. Simples assim!

Portanto, <u>a primeira regra é ficar no subsolo e permanecer lá por um período de 2 a 3 dias ou mais.</u>

Se você não tem nenhum lugar perto de sua casa, vá para o metrô ou até mesmo para o esgoto. Ficar no subsolo longe da radiação letal por alguns dias vai salvar sua vida!

O Abrigo

O abrigo é inevitavelmente o aspecto mais importante do planejamento. Se houver um ataque nuclear nas proximidades, ou mesmo a centenas de quilômetros de distância, a precipitação nuclear radioativa que pode viajar com os ventos será um grande fator de risco.

Portanto, ficar em seu abrigo será fundamental para a sobrevivência. As pessoas que não estão cientes disso acabarão andando por aí e sendo expostas a grandes quantidades de radioatividade que serão muito prejudiciais à sua saúde.

Lembre-se do que falamos no primeiro capítulo, a precipitação radioativa tem uma curva de decaimento; a cada dia que passa, a quantidade de radioatividade emanada dessas partículas é reduzida.

Volte e revise a regra 7-10 se você a esqueceu. Isso é extremamente importante, especialmente se você não tiver um contador Geiger em mãos. A maior parte da precipitação se parece com areia cinza ou cinza arenosa. A radiação emitida não pode ser vista, cheirada, provada ou sentida, por isso é tão perigosa.

Você e seus entes queridos podem ter que ficar no abrigo por várias semanas, dependendo de onde você estiver quando a explosão acontecer. Isso requer um planejamento importante para preparar o abrigo com comida, água, suprimentos médicos e outros equipamentos de segurança adequados. Analisaremos tudo isso em detalhes neste capítulo para realmente ajudá-lo a começar a preparar o seu abrigo.

Você nunca deve se expor ao exterior nas primeiras 48 horas. O objetivo é evitar os produtos da fissão e a radiação da explosão. Felizmente, o produto de fissão mais mortal, o iodo radioativo, tem sua meia-vida dentro dos primeiros oito a nove dias.

Para fins de proteção contra radiação, muitos materiais têm uma espessura média característica: a espessura de uma camada de um determinado material suficiente para reduzir a exposição à radiação gama em 50%.

Espessuras reduzidas pela metade de materiais comuns incluem:

- 1 cm (0,4 polegadas) de chumbo
- 6 cm (2,4 polegadas) de concreto
- 9 cm (3,6 polegadas) de terra compactada
- 150 m (500 pés) de ar.

Quando várias camadas são construídas, a blindagem se multiplica.

Um escudo radioativo prático tem a espessura de dez metades de um determinado material, como 90 cm (36 polegadas) de terra compactada, o que reduz a exposição a raios gama em aproximadamente 1.024 vezes. Um abrigo construído com esses materiais para fins de proteção contra precipitação é conhecido como abrigo contra precipitação.

Preparando seu abrigo em casa

As chances são de que, ao ouvir sirenes de emergência ou notícias na mídia de que ocorreu uma explosão nuclear, você queira correr para casa e reunir a família em um só lugar. Tudo bem, se você souber a melhor forma de preparar sua casa para tal eventualidade.

Aqui estão alguns princípios básicos a ter em mente:

1. Bangalôs, cabanas, trailers e casas de madeira não são abrigos ideais porque as paredes geralmente são muito finas. Seria melhor procurar uma alternativa nessas circunstâncias, talvez uma casa de família ou de amigos com a construção sólida.

2. Dentro da casa, procure escolher um local o mais afastado possível das paredes externas. Pode ser a adega ou o porão, ou um cômodo em algum lugar no meio da casa. Quanto maior a distância que você estiver da radiação, mais seguro você estará. Use seu contador Geiger para determinar onde na casa é o local mais seguro.

3. Lembre-se de que metais pesados radioativos não devem entrar em casa, portanto, você precisará garantir que as janelas e as portas estejam bem vedadas com fita adesiva, uma fita fibrosa que é resistente e adere bem. Coloque a fita ao redor de todas as aberturas nas janelas e nas portas, bem

como sob as portas. Pode ser necessário colocar cobertores ou lençóis velhos sob as portas para evitar que as partículas radioativas entrem na casa. Isso é bastante crítico, então você precisa ter de 15 a 20 rolos de fita adesiva e armazená-los *AGORA*.

4. Ter algumas ferramentas básicas como um martelo, pregos de tamanhos diferentes, parafusos, uma furadeira de bateria com baterias carregadas e um kit de ferramentas básico seria útil caso seja necessário.

5. Os quartos oferecem uma segurança adicional, mas os quartos internos também devem ser vedados nas portas e nas janelas. Mesmo se esconder em armários, longe de paredes externas, pode ser uma boa ideia durante os primeiros dias, quando a radiação estará em seu nível mais alto. Areia e solo fornecem espessura extra e podem ser usados com moderação para construir camadas mais espessas.

6. Obviamente, o oxigênio é importante, mas geralmente a maioria das casas teria bastante oxigênio para ser seguro para uma família, mesmo depois de fechar as portas e janelas. Nos casos em que alguns familiares apresentarem problemas respiratórios, como asma, pode valer a pena investir em um gerador de oxigênio, que é um aparelho para extração de oxigênio do ar atmosférico.

O abrigo interno de precipitação pode precisar ser usado apenas por alguns dias, quando os níveis de radiação estiverem no máximo. No entanto, você pode planejar passar mais de quatorze dias ou mais em seu abrigo de precipitação. Portanto, existem alguns suprimentos que você deve ter em mãos se tal ocorrência acontecer.

Suprimentos para ter à mão em sua sala de precipitação

1. O ideal seria ter comida suficiente para 30 dias, mas o mínimo seria para 15 dias. Geralmente, quanto mais perto você estiver da detonação da bomba, mais tempo precisará ficar no subsolo. Discutiremos

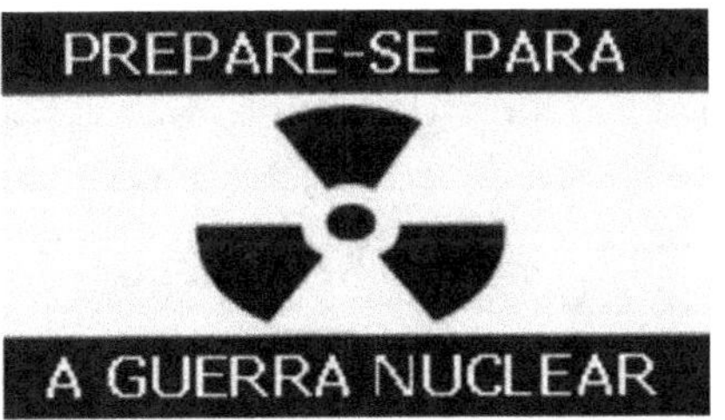

os alimentos com muito mais detalhes posteriormente.

2. Os seres humanos podem durar muitos dias sem comida, mas não mais do que alguns dias sem água. Portanto, ter um estoque de água potável para 30 dias seria o ideal. Um grande tanque de água acima de uma casa – geralmente 2 toneladas, fornecerá água suficiente para uma família de 10 pessoas por 200 dias se beberem 1 litro por dia. Contanto que este tanque esteja lacrado, não há preocupação com a possibilidade de ele ser infectado com radiação. Isso só pode acontecer se o tanque estiver aberto, principalmente se partículas radioativas caírem no tanque de água e descerem pelos canos da casa. Não há razão para não armazenar garrafas de vidro com água, que agora são geralmente muito baratas para comprar e armazenar em local fresco. Uma pessoa precisa de apenas 30 litros dessa 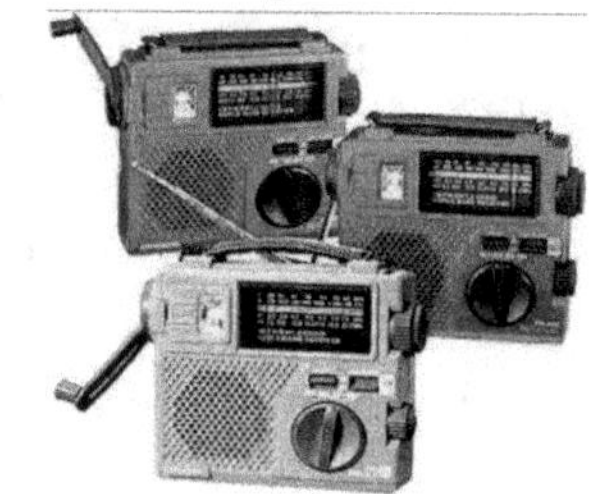 água para sobreviver por 30 dias sem maiores problemas. Manter algumas garrafas de Lugol a 5% para purificar a água provavelmente seria uma boa ideia (suplementos estão disponíveis em www.worldwidehealthcenter.net. Mais informações sobre suprimentos de água mais tarde.

3. Se você estiver armazenando comida enlatada, um abridor de latas seria essencial. Além disso, talheres básicos, pratos, tigelas, copos e xícaras, além dos utensílios de cozinha. Você provavelmente tem a maioria deles em sua casa de qualquer maneira.

4. Seria útil ter comunicação por rádio, juntamente com baterias para operá-la, recarregável seria o ideal, mas considere comprar um rádio recarregável com manivela ou solar também. Manter contato com o mundo exterior pode salvar vidas nessas circunstâncias.

5. Roupas quentes podem ser críticas, especialmente se o combustível para aquecimento acabar durante os 30 dias em que você pode ser obrigado a permanecer dentro do abrigo. Luvas, cachecóis, casacos, botas e outras roupas quentes, bem como cobertores são especialmente importantes. Manter os tanques de aquecimento central regularmente abastecidos com combustível seria uma jogada sábia.

6. É melhor ter camas dobráveis em um abrigo de precipitação, embora as redes não devam ser descartadas, juntamente com muitas colchas e cobertores quentes.

7. Configuração do banheiro, A água pode ser escassa, então ir ao banheiro pode não ser tão simples. Baldes, sacos plásticos com amarras para resíduos e desinfetantes serão essenciais. Também vale a pena comprar um banheiro químico. As sacolas plásticas precisariam ser armazenadas dentro do abrigo por vários dias antes de ser seguro descartá-las fora do abrigo. Comprar laços e lacres de sacolas é o melhor para essas sacolas de higiene. <u>Não subestime a importância da higiene.</u> Se você tem de 5 a 6 pessoas em casa, a higiene pode se tornar um problema sério.

Simplificando, onde quer que os humanos se reúnam, seus resíduos também se acumulam. Isso cria uma tempestade perfeita para E. coli e bactérias invadirem tudo o que você toca. Sem falar no risco de doenças infecciosas, principalmente para os grupos vulneráveis, como os muito jovens, os idosos e as pessoas que sofrem de doenças que afetam sua imunidade.

É um fato documentado que mais pessoas morrem após um desastre devido à falta de saneamento do que pelo próprio desastre. Você pode fazer tudo certo em relação às medidas sanitárias de emergência, mas isso de forma alguma o protegerá de todos aqueles ao seu redor que não o fizeram. Durante períodos de desastres prolongados, aqueles que vivem próximos uns dos outros correm maior risco de contrair doenças devido às condições insalubres.

O papel higiênico é sempre uma preocupação para os preparativos de emergência. No entanto, existem alternativas e, a longo prazo, você precisará começar a pensar fora da caixa. Alguns fora do sistema usam panos e lavam bem o pano sujo para outros usos, então comece a recolhê-los.

Se você se encontrar em uma situação em que o papel higiênico não esteja disponível, talvez seja necessário recorrer a um método mais natural de limpeza higiênica. Abaixo está uma lista de alternativas de papel higiênico para uma situação de emergência:

- Folhas
- Livros e Revistas
- Filtros de café não usados
- Sabugos de milho (isso mesmo, sabugos de milho)
- Toalhas velhas de cozinha (não são mais usadas para limpeza)
- Tiras de roupa de cama
- Jornais (se ainda estiverem disponíveis em sua região)

<u>Invista em um banheiro portátil de +/- 20 litros na Amazon, no eBay ou no Mercado Livre.</u>

Além disso, invista em vários quilos de areia para gatos a granel. Isso é excelente para absorver odores e pode ser muito útil em salas fechadas em caso de emergência, se não houver outras instalações sanitárias.

8. Um apito pode ser necessário para se comunicar com outras pessoas à distância, portanto, considere isso como parte do equipamento de comunicação.

9. Um telefone celular, as empresas de telefonia móvel devem ser capazes de executar suas operações em situações de precipitação nuclear, portanto, prepare-se para ter pelo menos um disponível com um carregador solar para o caso de não haver energia elétrica. Comprar um par de walkie-talkies de longa distância (pelo menos 5 km) com baterias extras é uma boa aposta se alguém precisar sair de casa e precisar manter contato com a base.

10. Lanternas e pilhas serão imprescindíveis em caso de falta de energia. Você também pode considerar uma lanterna solar ou uma lanterna a manivela para segurança extra. As baterias recarregáveis fazem muito sentido, principalmente quando há energia disponível. Um bom suprimento de velas também é sábio, pois elas fornecem luz e calor.

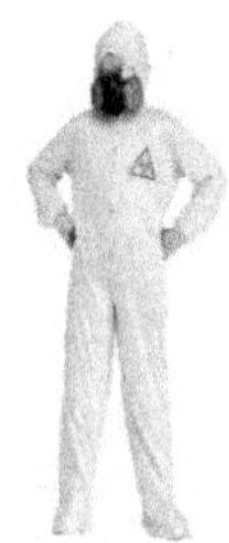

11. Tenha panos, escovas e vassouras para limpeza. Além disso, sabonete e xampu para lavar com toalhas. Compre algumas nozes ou bagas de

sabonetinho, que são os frutos secos da árvore Sapindus que contêm um ingrediente do sabão natural chamado saponina.

12. É bom ter algo que ajude a passar o tempo como livros, papel e canetas, jogos de tabuleiro e afins.

13. Um pequeno fogão de acampamento com pequenas botijas de gás, para o caso de haver um grande corte de energia. Além disso, fósforos, isqueiros, ou um iniciador de fogo, de preferência um piezoelétrico.

14. Documentos para fins de identificação, se necessário.

15. Dinheiro e moedas de prata para emergências se você não puder usar cartões de crédito. <u>Moedas de prata</u> e possivelmente pequenas moedas de ouro serão o método de troca quando o dinheiro não estiver disponível.

16. Canivete suíço multiuso, muito útil quando estiver fora de casa.

17. Macacão e máscaras descartáveis, incluindo luvas e cachecóis, caso precise sair de casa por curtos períodos em horários de alta radiação. Ponchos descartáveis que você pode jogar sobre os ombros para sair e depois deixar do lado de fora antes de entrar no abrigo seriam uma proteção muito útil, junto com máscaras descartáveis.

18. Um contador Geiger, fundamental ter que medir o grau de radiação para saber quando é seguro sair de casa, veremos mais sobre isso depois.

19. Espelho: Usado para sinalizar, verificar o rosto em busca de ferimentos, olhar para as costas em busca de ferimentos/carrapatos e iniciar um incêndio.

20. Armas e munições, podem ser necessárias para proteger seus suprimentos de comida e outros bens valiosos necessários para a sobrevivência.

21. Extintores de incêndio, quando há falta de água, pode salvar vidas caso ocorra um incêndio dentro da casa.

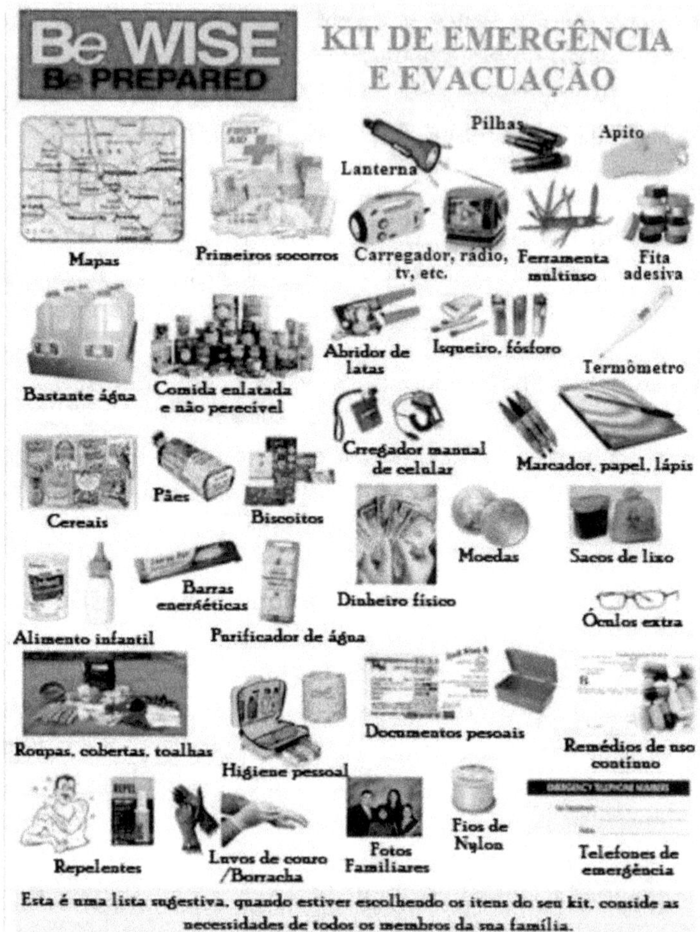

Suprimentos médicos

As quatro categorias gerais que você deve levar em consideração para os preparativos de seu kit médico são: pomada, bandagens, ferramentas e remédios. Conhecer os componentes necessários para cada categoria ajudará você a montar um kit mais econômico.

Pomada

O primeiro e mais importante nesta categoria são os lenços antissépticos, como lenços iodados ou à base de álcool. Ter curativos estéreis com frascos de Lugol seria a forma mais barata de comprá-los. Além dos lenços, você também pode incluir uma pomada antibacteriana, como a bacitracina. Estas são outras pomadas que você também pode achar valiosas:

- Gel desinfetante para as mãos
- Repelente de insetos
- Tratamento de alívio de picada de inseto
- Iodo líquido – melhor armazenar Lugol a 5% que pode ser usado tanto externa quanto internamente
- Protetor solar
- Batom labial
- Sabonete biodegradável
- Pia para água ou bacia dobrável
- Produtos químicos para tratamento de água.

Bandagens

Você deseja ter curativos que possam tratar qualquer lesão que por ventura possa surgir. Lembre-se de que uma pessoa pode morrer após apenas 10 a 15 minutos se estiver sangrando de uma artéria principal; você vai querer ter bandagens suficientes para parar o fluxo de sangue e fechar a ferida. Lembre-se, a melhor coisa que você pode fazer para uma ferida sangrando ativamente é aplicar pressão até que você seja capaz de aplicar pomada ou curativos.

- Gaze (hemostática) para parar sangramentos
- Bandagens de gravata triangulares
- Tala SAM e Tala dc dcdo
- Bandagens elásticas
- Bandagens líquidas
- Micropore ou Esparadrapo
- Band-aid (de vários tamanhos)

Ferramentas

Você vai querer um kit de sutura, bem como tesouras e pinças de ponta fina para lidar com lesões críticas. Você pode querer considerar a compra de tesouras paramédicas para cortar roupas para ferimentos que exigem um tempo de resposta rápido. Cotonetes com ponta de algodão serão úteis para aplicar iodo líquido em feridas. Além desses itens, aqui estão algumas outras ferramentas que provavelmente serão úteis:

- Ferramenta multi-uso (ou canivete suíço)
- Máscara de RCP
- Cobertor refletor de calor de emergência
- Lanterna potente com baterias extras
- Pinos de segurança
- Luvas industriais (de preferência sem látex)
- Alicate de ponta fina
- Monitor de pressão sanguínea

Há uma série de medicamentos e tratamentos que você deve considerar em seu kit de emergência médica. Aloe Vera pode ser útil tanto como protetor solar quanto como tratamento para queimaduras solares. Você também pode querer epinefrina injetável, comumente conhecida como "Epipen", para tratar reações alérgicas. Aqui estão vários outros medicamentos ou tratamentos que podem ser necessários:

- Anti-histamínicos para reações alérgicas
- Medicamentos de uso contínuo
- Cremes naturais básicos que podem ser usados para emergências como arnica, tea tree e calêndula
- Glicose para tratar a hipoglicemia
- Colírio
- Aspirina
- Pastilhas de iodo ou Lugol a 5% para purificação de água
- Multivitaminas, elas podem fornecer nutrientes quando a comida for pouca
- Tenha sempre à mão alguns recipientes com comprimidos de iodeto de potássio ou Lugol a 5%. Se tomado durante uma emergência nuclear, o iodeto de potássio pode ajudar a proteger contra o câncer de tireoide, pois a tireoide não será capaz de absorver o iodo radioativo se estiver saturada com iodeto de potássio. Discutiremos mais sobre isso em um capítulo posterior, incluindo as dosagens.
- Nem toda a família será bem versada em primeiros socorros, portanto, ter um livreto de instruções faria todo o sentido. É melhor ter um manual de primeiros socorros para orientar alguém a salvar uma vida, em vez de confiar no bom senso, que nem sempre funcionaria em uma situação de emergência.

Caixa médica abrangente

Aqui está uma lista resumida do que você precisaria para construir um kit médico abrangente para a maioria das necessidades:

- Antiácidos
- Medicação antidiarréica
- Analgésico
- Analgésico infantil
- Um manual de medicina de sobrevivência
- Medicamentos prescritos (é melhor ter um extra à mão sempre que possível, para que você não fique sem durante uma emergência prolongada)
- Medicação para resfriado/gripe
- Vitaminas[3]
- Gaze esterilizada
- Curativos
- Rolos de vestir
- Fita médica
- Bandagens de todos os tamanhos
- Lenços umedecidos com álcool
- Água oxigenada
- Solução para limpeza dos olhos (água boricada)
- Creme anestésico
- Solução antisséptica
- Agulhas hipodérmicas
- Comprimidos de eletrólitos
- Polaramine ou outro medicamento para alergia
- Epipen, se alguém da família tiver alergias com risco de vida, observe a data de validade nelas
- Tesoura
- Pinças
- Compressas frias
- Cobertores quentes
- Pomada antibiótica
- Termômetros
- Cremes para irritação na pele

---

[3] www.worldwidehealthcenter.net

- Luvas
- Máscaras
- Agulhas, linhas de nylon e pinças para sutura
- Lista de telefones dos contatos médicos
- Monitor de pressão sanguínea
- Prata coloidal e outros antibióticos naturais

Emergências médicas

Estas podem ser a diferença entre a vida e a morte. Um kit de primeiros socorros como o listado acima é essencial e pode salvar vidas.

Algumas das emergências com as quais você pode se deparar incluem:

- Queimaduras leves: Se você foi exposto a partículas de radiação beta, pode ser necessário tratar queimaduras beta imergindo a parte do corpo afetada em água fria por cinco minutos ou mais. É importante remover todos os contaminantes escovando suavemente a pele, mas não estourar as bolhas que aparecerem. Depois de lavar a área afetada, aplique algum creme cicatrizante, como creme de Calêndula ou de Arnica.

- Queimadura térmica: Esta é uma queimadura mais séria e severa e pode ser fatal. As etapas a seguir devem ajudar a tratar com sucesso as queimaduras térmicas:

    - Remova o paciente de qualquer outra contaminação.
    - Remova a roupa com muita delicadeza. Certifique-se de não remover roupas que estejam presas na área queimada. Não aplique pomadas ou cremes na área queimada, mas lave suavemente para remover todas as partículas de radiação. Tomar Arnica homeopática é útil e uma pequena aplicação de creme ou gel de Arnica pode ajudar. Além disso, Aloe Vera, se disponível, também pode ser útil. Pode ser sensato comprar alguns curativos não adesivos especialmente para queimaduras. Em casos mais graves, pode ser necessária a ajuda médica.

- Hemorragia interna: pode causar sintomas como sede, sudorese com frio, pele pálida e taquicardia. Massagear o peito para manter os batimentos cardíacos e a respiração pode ser útil. Uma erva muito útil que a maioria de nós tem em nossas cozinhas para interromper eficazmente as hemorragias internas e externas é a pimenta caiena.

Em uma hemorragia de emergência, se você beber um copo de água quente com uma colher de chá de pimenta caiena ou pimenta vermelha misturada, geralmente parará de sangrar em 10 segundos. Cayenne é um poderoso vasodilatador e, portanto, equaliza a pressão sanguínea da cabeça aos pés. Isso ajuda a reduzir a pressão nos vasos sanguíneos e, portanto, o sangue coagulará naturalmente.

Para usar o Cayenne, siga este protocolo simples:

1. Use pimenta caiena em pó e aplique generosamente diretamente sobre o corte sangrento ou laceração, se a hemorragia for abundante, aplique um cotonete ou toalha sobre a ferida e aplique pressão considerável com a pimenta caiena na ferida.
2. Pegue um pouco de tintura de pimenta caiena e use um conta-gotas para pingar na ferida.
3. Despeje a solução de tintura de Caiena em uma tigela e use uma bola de algodão para molhar e dar uns tapinhas na ferida, isso funciona melhor se for uma ferida pequena com sangramento menor.
4. Em cerca de 10 a 15 segundos, o sangramento deve parar.

Antibióticos Naturais

Pode ser difícil estocar antibióticos medicinais, mesmo que seja uma boa ideia ter um pacote de antibióticos de amplo espectro em seus suprimentos médicos em caso de infecções graves.

A maioria das infecções também pode ser tratada com antibióticos naturais que são usados há séculos.

A maioria das drogas e suplementos naturais sofre oxidação com o tempo, uma maneira de retardar drasticamente esse processo de degradação é selar a vácuo todas as suas drogas e suplementos naturais em sacos plásticos especiais selados a vácuo, que vêm em todos os tamanhos. Existem muitos seladores a vácuo baratos no mercado.

Aqui estão alguns antibióticos naturais que vale a pena ter em seu kit médico:

Prata coloidal

A Prata Coloidal existe há milhares de anos e é conhecida como um poderoso antibiótico natural, consiste em uma suspensão de pequenas partículas de prata em água.

A prata coloidal pode ser usada por via oral ou tópica; aplicada diretamente na pele. Pode ser usada por via vaginal, anal, atomizada ou inalada no nariz ou nos pulmões e jogada nos olhos como colírio. A prata coloidal, bem como novas formulações de gel, podem ser aplicadas diretamente na pele. Algumas gotas em um cotonete ou band-aid podem ser usadas para desinfetar qualquer ferimento ou ferida.

Dosagem: Uma abordagem extremamente conservadora seria começar com 1 ou 3 colheres de chá uma ou duas vezes ao dia, no entanto, a prata coloidal não é uma substância venenosa como as drogas e, portanto, a dosagem não é crítica, mesmo para crianças.

Para sintomas de resfriado e gripe, uma ou duas colheres de sopa de 3 a 6 vezes ao dia irá acelerar a recuperação. Alguns indivíduos relataram beber até 16 onças pela manhã e outras 16 onças no final da tarde para combater um resfriado ou gripe no primeiro dia em que os sintomas começaram a aparecer. Eles afirmam que conseguiram abortar completamente o resfriado ou a gripe no primeiro dia de sintomas.

Para infecções bucais, enxágue frequentemente a área afetada por pelo menos 6 minutos antes de engolir. A superdosagem não deve ser motivo de preocupação, mesmo que as doses recomendadas sejam excedidas. Se após alguns dias de uso você sentir um efeito de desintoxicação na forma de sensação de lentidão ou dores leves, aumente o consumo de água para acelerar a eliminação de toxinas e diminua a dosagem da prata coloidal para igualar a taxa de eliminação das toxinas. É segura para mulheres grávidas e lactantes e é conhecida por ajudar no crescimento do feto em desenvolvimento. Não irá gerar radicais livres ou interferir na atividade enzimática e não tem reação com outros medicamentos.

Existem perigos ou efeitos colaterais?

O Centro de Controle de Envenenamento da Agência de Proteção Ambiental não relata nenhuma listagem de toxicidade para a prata coloidal. A ingestão regular da prata coloidal pode atuar como um segundo sistema imunológico, auxiliando o corpo na guerra contra microrganismos invasores. Ao contrário dos antibióticos farmacêuticos, que destroem as enzimas benéficas, a prata coloidal deixa intactas essas enzimas das células dos tecidos.

Os críticos da prata coloidal costumam alertar que o consumo regular pode levar à Argyria, uma descoloração azulada/acinzentada da pele. O Dr. Bob Beck desmascara esta declaração como uma tática de intimidação por interesses pró-farmacêuticos. O Dr. Beck indicou que a Argyria é causada por compostos da prata, como nitrato de prata, sulfato de prata, sulfadiazina de prata, etc., e não micropartículas de prata elementar pura.

Aparentemente, os colóides de prata são absorvidos principalmente no trato gastrointestinal superior, uma vez que a prata coloidal não parece afetar adversamente as bactérias amigáveis no intestino inferior.

Então, como prioridade, estocar muitos frascos de prata coloidal. Este é um antibiótico natural *muito importante* e que tem *muitos* usos.

óleo de orégano

O óleo de orégano é considerado antimicrobiano, antibacteriano, antiparasitário, antiviral e antifúngico.

Pode ser usado interna e externamente no tratamento de feridas, problemas respiratórios, distúrbios digestivos e até resfriado comum.

Para tratar infecções nos pés ou nas unhas, adicione algumas colheres de chá de óleo de orégano a uma banheira cheia de água morna. Mergulhe os pés nele por alguns minutos diariamente durante uma semana.

Para sinusite e outras infecções respiratórias superiores, coloque algumas gotas do óleo em uma panela com água fervente e inale o vapor. Faça isso uma vez por dia até se livrar da infecção.

Extrato de semente de toranja (GSE)

O extrato de semente de toranja (GSE) é eficaz contra mais de 800 formas de vírus e bactérias, mais de cem cepas de fungos e muitos parasitas.
Rico em muitos antioxidantes, o GSE aumenta a imunidade, alcaliniza naturalmente o corpo e ajuda na digestão, melhorando sua flora intestinal benéfica.

Extrato de folha de oliveira

O extrato da folha de oliveira tem sido usado há séculos para combater infecções bacterianas. Atualmente está sendo usado para combater infecções pelo Staphylococcus Aureus Resistente à Meticilina (MRSA), em alguns hospitais europeus. Ele fornece suporte ao sistema imunológico enquanto combate as infecções resistentes aos antibióticos. O extrato de folha de oliveira também possui propriedades anti-inflamatórias e exibe habilidades de eliminação de radicais livres.

Você pode fazer o extrato da folha de oliveira para uso externo em casa. Coloque um punhado de folhas frescas de oliveira picadas em uma jarra de vidro com tampa. Despeje a vodka sobre as folhas até que estejam completamente cobertas. Feche a tampa e guarde o frasco em local escuro por 4 a 5 semanas. Usando uma gaze, coe o líquido em outra jarra de vidro e seu extrato de folha de oliveira caseiro está pronto para uso.

Outra opção é tomar extrato de folha de oliveira em forma de suplemento. Cápsulas de 250 a 500 mg duas vezes ao dia é a dosagem padrão.

Echinacea

Nativa da América do Norte, a Echinacea tem sido usada há séculos na medicina tribal para tratar dores e doenças. Com efeitos semelhantes ao alho, a Echinacea era tradicionalmente usada para tratar feridas abertas, envenenamento do sangue, difteria e outras doenças relacionadas às bactérias. A Echinacea é bem tolerada e capaz de estimular o sistema imunológico, aumentando naturalmente os combatentes de infecções em sua corrente sanguínea.

Ao contrário do alho, esta solução antibacteriana, antifúngica e antiviral é geralmente usada nos primeiros sinais de doença e não deve ser tomada por mais de dez dias. Está disponível na forma líquida e em cápsulas.

A Echinacea também é usada contra muitas outras infecções, incluindo infecções do trato urinário, infecções vaginais por fungos, herpes genital, infecções da corrente sanguínea (septicemia), gengivite, amigdalite, infecções por estreptococos, sífilis, febre tifóide, malária e difteria.

Preparamos uma fórmula com 3 ervas poderosas que contêm Echinacea, Berberina e Raiz de Caruru de cacho (Phytolacca americana), chama-se TRIFORM.

Vitamina C

A literatura científica estabeleceu claramente que a vitamina C promove e estimula diretamente várias funções muito importantes do sistema imunológico, aumentando a produção de glóbulos brancos. Tomar de 2 a 3 gramas diariamente enquanto estiver no abrigo ajudará a manter o sistema imunológico saudável e forte.

Preparámos um conjunto de antibióticos naturais denominado NATURAL ANTIMICROBIAL PACK que consiste no seguinte:

1 frasco de prata Nano (50 ppm), 250 ml
1 frasco TRIFORM (100 ml), uma fórmula de ervas antimicrobianas
1 frasco de IMNFORM (100 ml), uma fórmula à base de ervas para fortalecer o sistema imunológico
1 frasco de VITAMIN C caps, mistura de ascorbatos (100 caps)
1 PARAFORM PLUS TWO, 60 cápsulas de ervas antimicrobianas

Gengibre

As propriedades antibióticas naturais do gengibre ajudam a prevenir e tratar muitos problemas de saúde causados por bactérias. O gengibre fresco tem um efeito antibiótico contra patógenos de origem alimentar, como a salmonela. Também tem um efeito antibacteriano nas infecções respiratórias e periodontais.

Então, se você vai comer algo que tem potencial para doenças transmitidas por alimentos, como sushi ou ostras comidas cruas, é sempre bom comer um pouco de gengibre fresco (cru ou em conserva são os mais potentes) para fazer uso de suas propriedades antibióticas naturais.

O chá de gengibre é uma ótima medida preventiva contra infecções bacterianas. Para fazer o chá, rale 2,5 cm de gengibre fresco e ferva em cerca de 1 ½ xícara de água por 10 minutos. Coe, adicione mel e suco de limão a gosto e beba. Além disso, inclua gengibre seco ou fresco em sua dieta.

Alho

Por mais de sete milênios, o alho tem sido usado interna e externamente para tratar doenças leves a doenças graves. Alho cru quando esmagado ou mastigado contém um composto chamado alicina, que tem propriedades semelhantes à penicilina. Este superalimento membro da família da cebola é antibiótico, anti-inflamatório, antiviral, antiparasitário, antifúngico e antioxidante (eliminando os radicais livres que comprovadamente causam câncer).

Para quem não gosta do sabor, também existem suplementos. Um dos mais potentes são os suplementos de alho "envelhecido".

O alho não é apenas potente, ele contém uma série de vitaminas, nutrientes e minerais que são benéficos para o bem-estar total do corpo.

Ao contrário dos antibióticos químicos que matam milhões de bactérias benéficas das quais seu corpo necessita, o único alvo do alho são as bactérias e os micro-organismos nocivos. O alho também estimula e aumenta o nível de bactérias saudáveis.

O alho contém fitoquímicos e enxofre curativo. Esses compostos de enxofre quelam metais pesados tóxicos (como chumbo e cádmio), ligando-se a eles para excreção para fora do corpo.

O alho também promove o crescimento da microflora intestinal saudável, agindo como um prebiótico (alimento para probióticos). Ele ainda protege contra danos da radiação e da luz solar.

Não há razão para não comprar e desidratar um quilo ou dois de alho e embalar a vácuo em sacos plásticos. Ele durará anos dessa maneira e pode ser usado como remédio e também para cozinhar.

Cúrcuma

A Cúrcuma é uma erva, tem sido usada na medicina ayurvédica e chinesa por muitos milhares de anos para tratar uma ampla gama de infecções. As qualidades antibacterianas e anti-inflamatórias são conhecidas por serem altamente eficazes no tratamento de infecções bacterianas. A atividade antimicrobiana da curcumina contra o Helicobacter pylori apresentou resultados positivos. A curcumina é o ingrediente ativo da cúrcuma.

Seria melhor tomar o extrato de açafrão de alta potência contendo 10.000 mg de curcumina, usamos o <u>TUMERIC COMPLEX</u>, que também contém outras ervas anti-inflamatórias, como o gengibre. Pode tomar uma cápsula 2x vezes ao dia.

Saúde Bucal Geral

Em situações de emergência, muitas vezes é fácil esquecer coisas simples, como o que acontece se você ficar 30 dias no abrigo sem escovar os dentes. Além da sensação incômoda de não escovar os dentes e de ter mau hálito, há também a questão da reprodução e ingestão de muitas bactérias anaeróbicas que não fazem bem à saúde.

Uma forma de evitar essa situação incômoda é usar uma escova de dentes cientificamente testada chamada <u>SOLADEY IONIC TOOTHBRUSH</u>, inventada e cientificamente testada por pesquisadores japoneses.

A escova de dentes Soladey Ionic possui uma haste de dióxido de titânio ativada por luz no cabo. Quando uma fonte de luz incide sobre a escova de dentes iônica, ela converte essa luz em íons carregados negativamente (elétrons). Esses íons carregados negativamente se misturam com a sua saliva e tornam inofensivas as partículas ácidas carregadas positivamente da placa bacteriana e do tártaro.

Devido à engenhosa mecânica da higiene bucal, a pasta de dente é desnecessária. Água ou saliva ainda são os únicos ingredientes ativos necessários para garantir uma boca limpa e saudável. Escovar os dentes com a Escova de Dentes Soladey é eficiente, saudável e não exige estocar caixas de pasta de dente para todos que estão no abrigo.

óleo de coco para bochechos

O bochecho com óleo funciona limpando (desintoxicando) a cavidade oral de maneira semelhante à que o sabão limpa os pratos sujos. Ele literalmente suga a sujeira (toxinas) de sua boca e cria um ambiente bucal limpo e antisséptico que contribui para o fluxo adequado do líquido dental necessário para prevenir as cáries e outras doenças.

Existem atualmente 7 estudos sobre extração de óleo que foram relatados na literatura científica.

Este procedimento incrivelmente eficaz tem sido usado há séculos como um remédio tradicional indiano para:

* Curar cárie dentária
* Limpar o mau hálito
* Curar sangramento nas gengivas
* Prevenir doenças cardíacas
* Reduzir a inflamação
* clarear os dentes
* Acalmar a secura da garganta
* Prevenir cáries
* Curar lábios rachados
* Fortalecer o sistema imunológico
* Melhorar a acne
* Fortalecer as gengivas e a mandíbula

O bochecho com óleo é um poderoso procedimento de desintoxicação oral que é feito simplesmente com uma colher de sopa de óleo (geralmente óleo de coco, oliva ou gergelim) na boca por 10 a 20 minutos.

No próximo capítulo, examinaremos a importância de armazenar alimentos adequadamente em seu abrigo.

CAPÍTULO 4

ALIMENTOS PARA SOBREVIVÊNCIA

Necessidades Mínimas

A pessoa comum pode não perceber que pequenas quantidades diárias de alguns alimentos básicos não processados permitiriam que sobrevivessem por muitos meses, ou mesmo por anos. Preparar e usar arroz integral, trigo e milho pode manter a saúde de uma pessoa por vários meses.

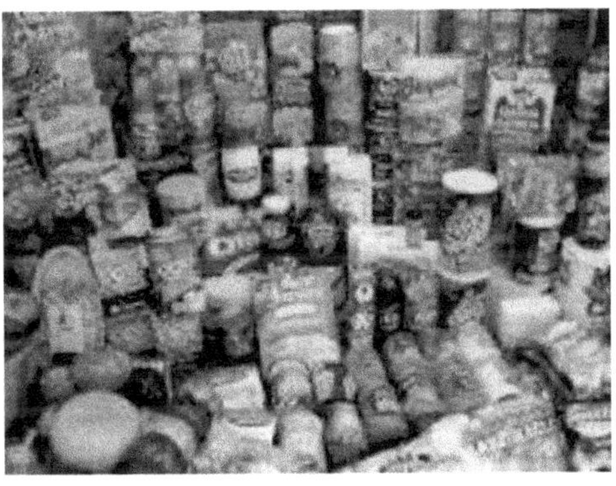

A adição de leguminosas, como feijão e lentilha, aumentará muito os benefícios nutricionais. A escolha mais sábia de alimentos para armazenar são alimentos de alto teor calórico que são importantes para nossos níveis de energia, e que podem ser armazenados por muito tempo.

Existem muitas maneiras de preparar os alimentos antes de armazená-los para prolongar sua vida útil, desidratar os alimentos, enlatar e selar a vácuo. Veremos mais sobre isso mais tarde. Uma das melhores maneiras de começar é armazenar os alimentos secos e enlatados, há muitos alimentos que podem ser facilmente armazenados assim. Vejamos alguns dos alimentos que podem ser armazenados mais facilmente.

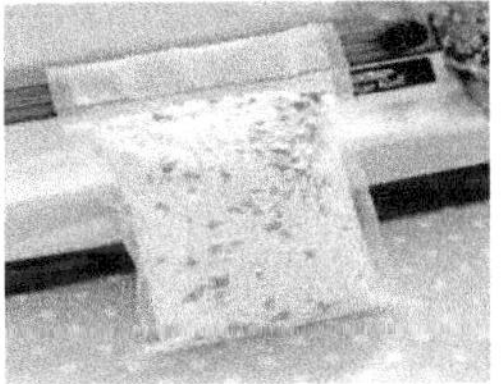

1. CEREAIS. Estes podem ser embalados a vácuo para uma vida útil máxima e incluem trigo, aveia, cevada, centeio, milho, quinoa, arroz, trigo sarraceno, milho e amaranto.

2. FEIJÃO. O feijão é muito nutritivo, rico em proteínas e fácil de armazenar. Existem muitas variedades de feijão e realmente não importa qual você escolha, feijão carioca, feijão preto, feijão vermelho, feijão branco, feijão roxinho e muitos mais.

3. VEGETAIS. Podem ser vagens, ervilhas, milho e tomates enlatados armazenados em azeite, desidratados ou enlatados no forno.

4. FRUTA. Existem muitos alimentos que podem ser preparados para durar muito tempo, mas a fruta enlatada é a mais fácil, embora tenha uma vida útil relativamente curta.

5. CARNE. Uma das melhores formas de preparar a carne é desidratá-la e preparar charque, mais detalhes a seguir.

6. MANTEIGAS DE NOZES. As manteigas de nozes são uma excelente fonte de proteína e rica em calorias para fornecer a energia necessária durante as emergências. Elas também são fáceis de preparar e armazenar, como veremos mais adiante.

7. LEITE EM Pó. O leite é uma boa fonte de proteína e cálcio, além de outros nutrientes. O leite em pó, quando embalado a vácuo, tem uma vida útil longa e tem muitos usos.

8. MEL. O mel, quando armazenado corretamente, tem uma vida útil longa e pode fornecer energia e outros nutrientes vitais. Além disso, pode ser reconfortante ter algo doce em momentos de emergência.

9. MASSA. A massa é uma forma densa de trigo e é fácil de armazenar e cozinhar, fornecendo energia e um bom alimento reconfortante.

10. óLEOS. A maioria dos óleos pode ser armazenada por longos períodos de tempo sem ficar rançosa, especialmente quando estão em um local fresco. O azeite é o óleo de escolha, mas o óleo de coco também pode ser armazenado em quantidades menores devido aos seus benefícios para a saúde.

11. ESPECIARIAS E CONDIMENTOS. Eles são fáceis de armazenar por períodos prolongados de tempo e permitirão que você varie o sabor dos seus alimentos armazenados, mitigando assim um pouco do tédio que provavelmente ocorrerá com o tempo. Alho, pimenta, Tabasco (molho picante), orégano, tomilho e pimenta-do-reino são boas escolhas.

12. CAFÉ E CHÁ. Se forem embalados a vácuo, terão uma vida útil longa e proporcionarão algum conforto às pessoas que permanecem em abrigos por longos períodos de tempo.

13. VITAMINA C EM Pó. É útil ter e tomar diariamente. Os alimentos usados em situações de emergência tendem a ser bastante deficientes nessa vitamina crítica, que também ajuda a fortalecer o sistema imunológico.

Além desses itens, há vários outros itens essenciais que seriam úteis em suas prateleiras de alimentos de emergência:

1. Bicarbonato de Sódio – Tem muitos usos, como:

1. Use-o como um antiácido.
2. Use-o como desodorante para as axilas aplicando com uma esponja de pó.
3. Misture meia colher de chá com pasta de água oxigenada e use-a como pasta de dente.
4. Use-o como esfoliante facial e corporal.
5. Adicione um copo à água do banho para suavizar a pele.
6. Alivie a coceira da pele causada por picadas de insetos e a dor causada por queimaduras solares.
7. Remova odores fortes das mãos esfregando-as com bicarbonato de sódio e água.
8. Coloque duas colheres de sopa na água do banho do seu bebê para ajudar a aliviar assaduras.
9. Aplique-o em erupções cutâneas, picadas de insetos e irritações de urtigas.
10. Tome um banho de bicarbonato de sódio para aliviar as irritações da pele.
11. Tome uma colher de chá de bicarbonato de sódio misturado com meio copo de água para aliviar a azia causada pelo refluxo.
12. Refresque a boca gargarejando meia colher de chá de bicarbonato de sódio dissolvido em água.

13. Alivie a dor da afta usando-o como enxaguante bucal.

14. Use-o para aliviar picadas de abelha.

15. Use-o para aliviar queimaduras de vento.

16. Desobstrua o nariz entupido adicionando uma colher de chá de bicarbonato de sódio ao seu vaporizador.

17. Apague pequenos incêndios em tapetes, estofados, roupas e madeira.

18. Use-o como substituto do fermento em pó, misturando-o com creme de tártaro ou vinagre.

19. Lave frutas e legumes com ele.

20. Mergulhe os feijões secos em uma solução de bicarbonato de sódio para torná-los mais digeríveis.

2. SAL

O sal tem muitos benefícios e você deve estocar pelo menos um saco de 25 kg de sal marinho. As vantagens incluem:

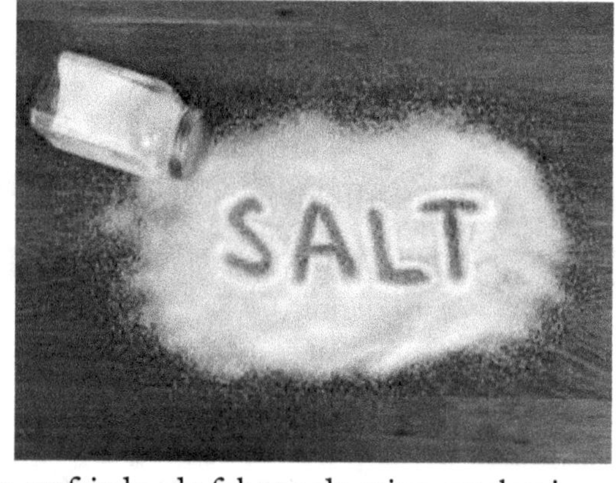

Fortalece o Sistema Imunológico – O sal marinho naturalmente ajuda você a construir um forte sistema imunológico para que você possa combater o vírus do resfriado, da febre e da gripe, as alergias e outras doenças autoimunes.

Alcalinizante – O sal marinho é alcalinizante para o corpo, porque não foi exposto a altas temperaturas e não foi despojado de seus minerais, nem possui nenhum ingrediente prejudicial feito pelo homem adicionado a ele. Assim, pode ajudá-lo a prevenir e reverter os altos níveis de ácidos no corpo, o que, por sua vez, elimina os riscos de doenças graves e fatais.

Perda de peso – Acredite ou não, mas o sal marinho também pode ajudá-lo na perda de peso. Ajuda o corpo a criar sucos digestivos para que os alimentos que você comer sejam digeridos mais rapidamente. Também ajuda a prevenir o acúmulo no trato digestivo, o que eventualmente pode levar à constipação e ao ganho de peso.

Condições da pele – Um banho de sal marinho pode ajudar a aliviar a pele seca e com coceira, bem como condições graves, como eczema e psoríase. O banho abre naturalmente os poros, melhora a circulação na pele e hidrata os tecidos para que sua pele possa cicatrizar.

Asma – O sal marinho é eficaz na redução da inflamação no sistema respiratório. Assim, a produção de catarro é retardada para que você possa respirar com mais facilidade novamente. Alguns dizem que borrifar sal marinho na língua depois de beber um copo d'água é tão eficaz quanto usar um inalador. Mas o melhor do sal marinho é que ele não tem efeitos colaterais quando ingerido com moderação.

Saúde do coração – Quando o sal é ingerido com água, pode ajudar a reduzir os níveis elevados de colesterol, a pressão arterial elevada e ajuda a regular os batimentos cardíacos irregulares. Assim, o sal marinho pode ajudar a prevenir a aterosclerose, os ataques cardíacos e os derrames.

Diabetes – O sal marinho pode ajudar a reduzir a necessidade de insulina, ajudando a manter os níveis adequados de açúcar no corpo. Portanto, o sal marinho é uma parte essencial da dieta se você for diabético ou estiver em risco de contrair a doença.

Osteoporose – Pouco mais de 1/4 da quantidade de sal que está no corpo é armazenada nos ossos, onde ajuda a mantê-los fortes. Quando o corpo carece de sal e água, ele começa a retirar o sódio dos ossos, o que pode levar à osteoporose. Ao beber bastante água e consumir sal com moderação, você pode prevenir a osteoporose.

Espasmos musculares – O potássio é essencial para ajudar os músculos a funcionar corretamente. O sal marinho não só contém pequenas quantidades de potássio, mas também ajuda o corpo a absorvê-lo melhor de outros alimentos. É eficaz para ajudar a prevenir dores musculares, espasmos e cãibras.

Depressão – O sal marinho também se mostrou eficaz no tratamento de vários tipos de depressão. O sal ajuda a preservar dois hormônios essenciais no corpo que ajudam a lidar melhor com o estresse. Esses hormônios são a serotonina e a melatonina, que ajudam você a se sentir bem, relaxar e dormir melhor à noite.

3. "OS 4 LADRÕES, VINAGRE E óLEO"

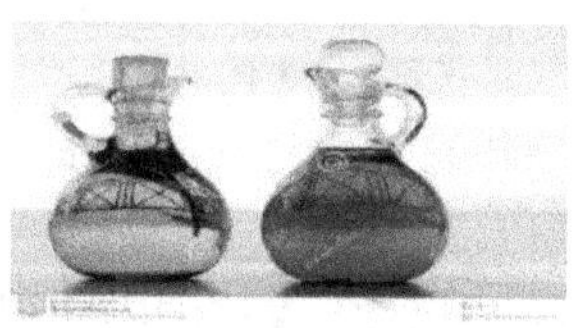

Os teóricos atuais sugerem que esta fórmula, agora chamada de "Vinagre dos Quatro Ladrões", pode oferecer proteção contra possíveis ameaças terríveis, como gripe, varíola e armas biológicas, que nos preocupam atualmente. Todos os seus ingredientes são fortes agentes antibacterianos ou possuem potentes propriedades antivirais. É por isso que é uma boa fórmula preventiva, fácil de fazer e que pode ser guardada no armário médico de emergência ou na prateleira dos alimentos.

O VINAGRE DOS QUATRO LADRÕES é feito de:

1 parte de lavanda seca
1 parte de sálvia seca
1 parte de tomilho seco
1 parte de erva-cidreira (melissa) seca
1 parte de hissopo seco
1 parte de hortelã-pimenta seca
1 punhado de dentes de alho
Vinagre de maçã orgânico cru (não pasteurizado)

Em uma jarra de vidro, coloque todos os ingredientes secos. Adicione o vinagre de maçã orgânico cru (não pasteurizado) até cobrir tudo. Coloque o frasco em um local fresco e deixe descansar em temperatura ambiente por seis semanas. Coe as ervas e o alho e decante em uma garrafa de vidro ou jarra com tampa hermética.

Como usar o vinagre dos quatro ladrões

• Tome uma colher de chá várias vezes ao dia.

• Adicione diretamente em saladas ou nos molhos para saladas.

• Para proteção pessoal, adicione uma colher de chá à água do banho.

• Use como spray tópico para desinfecção de superfícies e/ou da pele.

Vinagre Alternativo dos Quatro Ladrões

Existem ervas alternativas que podem ser usadas, como:

- ✓ Absinto
- ✓ Erva baleeira
- ✓ Bagas de zimbro
- ✓ Alecrim
- ✓ Cânfora
- ✓ Sálvia
- ✓ Canela
- ✓ Cravo
- ✓ Vinagre de vinho branco

óleo dos Quatro Ladrões

O óleo dos quatro ladrões também é muito útil na prevenção de doenças e no fortalecimento do sistema imunológico. É feito misturando os seguintes óleos essenciais em um óleo transportador de oliva ou óleo de jojoba.

- ✓ 1 parte de eucalipto
- ✓ 1 parte de alecrim
- ✓ 1 parte de canela
- ✓ 1 parte de cravo
- ✓ 1 parte de limão

Coloque 50 gotas de cada óleo essencial em uma garrafa de 60 ml e complete com óleo de jojoba (que nunca fica rançoso) ou azeite, se preferir.

Uma receita alternativa seria misturar o óleo de jojoba em uma garrafa de 240 ml com os seguintes óleos essenciais:

200 gotas de óleo de cravo

175 gotas de óleo de limão

100 gotas de óleo de canela

75 gotas de óleo de eucalipto

50 gotas de alecrim

Este óleo pode ser aplicado na sola dos pés ou na nuca, basta uma ou duas gotas.

Agora que examinamos a lista básica de alimentos necessários para a sobrevivência, vamos examinar a melhor forma de preparar esses alimentos para armazená-los por longos períodos de tempo.

Desidratadores

Desidratar ou secar os alimentos ajudará a preservá-los para que durem mais tempo sem estragar e ajudará a evitar 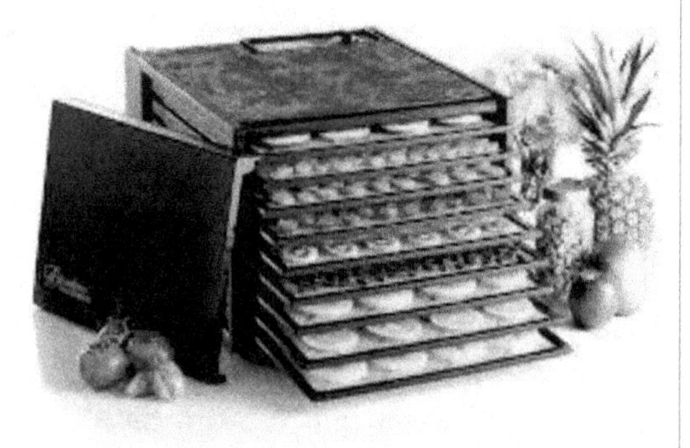 que sejam contaminados por micróbios. Uma vez desidratados, você precisará armazenar adequadamente os alimentos para evitar qualquer deterioração da qualidade e manter os alimentos mais seguros para o consumo.

O processo de desidratação remove a umidade dos alimentos para que bactérias, leveduras e fungos não possam crescer. O benefício adicional é que o processo de desidratação afeta minimamente o conteúdo nutricional dos alimentos. De fato, ao usar uma unidade de desidratação doméstica, apenas de 3 a 5% do conteúdo nutricional é perdido em comparação com o método de enlatamento, que perde de 60 a 80% do conteúdo nutricional.

Além disso, as vitaminas e os nutrientes importantes, como as vitaminas A e C, os carboidratos, as fibras, o potássio, o magnésio, o selênio e o sódio não são alterados ou perdidos no processo de secagem. Portanto, o resultado final é um alimento repleto de nutrientes que pode ser armazenado por um longo prazo.

Os autores têm disponível uma desidratadora Excalibur de 9 prateleiras, que é uma excelente marca, semelhante à da foto acima.

Potenciais nutrientes perdidos devido à desidratação

Algumas vitaminas, como a A e a C, se degradam se entrarem em contato com o ar ou o calor; enquanto alguns minerais, as vitaminas B e a vitamina C podem se dissolver na água do cozimento. A vitamina A é sensível à luz, por isso pode ser perdida se você desidratar os alimentos ao sol ou se não armazenar os alimentos desidratados em um local escuro.

Por exemplo, os vegetais de folhas verdes que são branqueados a vapor por 5 minutos e depois desidratados em um forno retêm apenas 14% de seu conteúdo original de vitamina C, 22% a 71% de seu conteúdo original de Vitamina B1 e 20% a 69% de seu conteúdo total original de Beta Caroteno, de acordo com um estudo publicado no Journal of Food Science and Technology, em 2013.

Tratamentos para limitar as perdas dos nutrientes

O uso de um tratamento com sulfito, como metabissulfito de sódio, minimizará a perda das vitaminas A e C, mas aumentará a perda da Tiamina e da Riboflavina. O branqueamento minimizará a perda da Tiamina e das vitaminas A e C devido à desidratação, pois o branqueamento inativa as enzimas que aumentam a sua perda. O branqueamento a vapor reduz mais as perdas de nutrientes do que o branqueamento em água. Mergulhar as frutas ou os vegetais em suco de abacaxi, laranja ou limão antes de desidratar pode ajudá-los a manter os níveis mais altos de vitamina C durante o processo de desidratação e também ajuda a evitar que fiquem marrons, embora isso não seja tão eficaz quanto usar o tratamento com sulfito.

Mantendo os alimentos desidratados seguros para consumo

Depois de desidratar os alimentos, você precisa condicioná-los antes de embalá-los para armazenamento final. Isso significa resfriá-los, colocá-los em um recipiente não poroso por 10 a 14 dias e depois mexer ou sacudi-los pelo menos uma vez ao dia.

Se ocorrer condensação, o alimento não está totalmente desidratado e você precisa devolvê-lo ao forno ou desidratador para secagem posterior. Se há a suspeita de que o alimento possa ter sido contaminado, ele precisasá ser pasteurizado colocando-o em um forno a 72 graus Celsius por 30 minutos ou em um freezer a 18 graus Celsius dentro de um saco plástico por pelo menos 48 horas.

Você deve armazenar os alimentos desidratados em recipientes herméticos de vidro ou plástico, em local fresco, seco e escuro. Os alimentos armazenados em locais quentes, acima de 27 graus Celsius, duram apenas alguns meses, mas aqueles mantidos em temperaturas abaixo de 15 graus Celsius podem durar pelo menos um ano. Descarte esses alimentos ao primeiro sinal de mofo ou outros contaminantes.

Etapas básicas para desidratar os alimentos

1. Comece com frutas e legumes frescos da melhor qualidade. Produtos muito maduros, machucados e deteriorados não produzirão bons resultados quando desidratados.
2. Limpe, descasque e fatie todas as frutas e legumes, tendo o cuidado de manter a consistência na espessura das fatias, isso garantirá que tudo seque por igual.
3. Se desejar, trate maçãs, peras e outras frutas propensas à oxidação com suco cítrico ou ácido ascórbico (vitamina C). Isso ajudará a manter a cor da fruta antes, durante e após o processo de secagem.
4. Escalde o brócolis, a couve-flor, o aipo, a cenoura, o milho, a ervilha e a batata para acelerar o tempo de secagem e ajudar a manter a cor. Cozinhar no vapor por 3 a 4 minutos é adequado, cozinhar no vapor perderá menos nutrientes do que colocar em água fervente.
5. Opcional: Adicione sal marinho, açúcar ou especiarias para dar sabor.
6. Agora, disponha as fatias de frutas e legumes nas bandejas do desidratador, tomando cuidado para não sobrepô-las, pois isso retardará o tempo de secagem.
7. Ligue o desidratador imediatamente após colocar as frutas e os legumes, para iniciar o processo de desidratação. Consulte o manual do proprietário para obter os tempos de secagem

recomendados, mas espere que o processo leve entre 8 e 12 horas em média.

8. Ao chegar ao fim do tempo de secagem, verifique frequentemente se as frutas e legumes estão secos. Para isso, basta retirar uma fatia do desidratador, deixar esfriar e apalpar com os dedos. Se a fatia estiver seca ao toque, ela deve estar adequadamente desidratada. Para avaliar melhor a secura da fruta: corte várias fatias de fruta ao meio e verifique se há gotas de umidade nas bordas cortadas. Se houver algum, a fruta ainda não está seca o suficiente e precisará ser devolvida ao desidratador.

9. Deixe as fatias de frutas e legumes esfriarem por 30 a 60 minutos ou até esfriarem completamente antes de embalar.

10. Os frutos secos precisam passar por um período adicional de condicionamento antes de estarem prontos para o armazenamento. Coloque-os em potes frouxamente embalados e agite uma vez ao dia por 7 a 10 dias para garantir que a umidade restante seja distribuída uniformemente entre os pedaços secos. Se aparecer condensação no frasco, a fruta deve ser devolvida ao desidratador para concluir a secagem.

11. Coloque todos os alimentos secos em recipientes herméticos ou sacos zip lock; armazene em um local fresco, seco e escuro até que esteja pronto para usá-los.

Liofilização para limitar as perdas de nutrientes

O processo de liofilização resulta em menos perda de nutrientes do que usar um desidratador. Também resulta em um produto que pode ser reidratado com mais sucesso no futuro. Por exemplo, um estudo publicado no International Journal of Molecular Sciences em 2011 não encontrou nenhuma mudança significativa nos níveis de vitamina C e, para a maioria das frutas testadas, nenhuma mudança no teor de beta caroteno nas frutas liofilizadas em comparação com as frutas frescas. Houve diminuições em alguns antioxidantes benéficos chamados polifenóis, no entanto. Essa perda limitada de nutrientes é provavelmente devido às temperaturas mais baixas usadas na liofilização, porque esses são nutrientes sensíveis ao calor.

O processo é simples. A comida é congela a uma temperatura ultrafria de cerca de -40 graus Celsius. A câmara em que a comida está se torna um vácuo e a água evapora da comida.

O processo é automático. A pessoa que usa o liofilizador simplesmente pressiona "Iniciar" e o processo é executado até a conclusão.

Não importa o que você coloca no liofilizador. Pode haver abacaxi em uma prateleira, peru em outra, iogurte em uma terceira e uma sobra de refeição (como pimenta ou estrogonofe) na última prateleira.

A principal desvantagem desses liofilizadores é o preço, eles variam de US$ 4.000 a US$ 7.000, portanto não estão dentro do orçamento de todos. No entanto, eles são a melhor maneira de armazenar grandes quantidades de alimentos sem perder os nutrientes vitais.

Prefiro investir em um multivitamínico/mineral de alta potência, como o <u>HMD MULTIS</u>, para fornecer quaisquer nutrientes que possam estar deficientes nos alimentos e usar a próxima e melhor maneira de preservar os alimentos, que certamente é muito mais barata, por menos de $ 300, desidratação da comida e selagem a vácuo.

Selar alimentos a vácuo para aumentar a vida útil

Outra maneira que pode aumentar muito a vida útil é selar os alimentos a vácuo, vamos dar uma breve olhada nisso aqui. A vedação a vácuo foi originalmente usada por empresas de embalagem de alimentos na década de 1940 como uma forma de economizar dinheiro. A

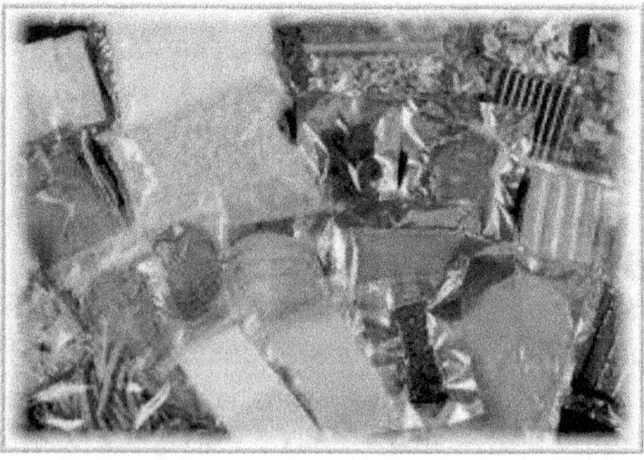

técnica evitou a deterioração e prolongou a vida útil dos produtos alimentícios, principalmente os transportados por longas distâncias. Não só impediu o crescimento de bactérias e mofo, mas também manteve os alimentos frescos e evitou as queimaduras do congelador. Atualmente a vedação a vácuo ainda é usada exatamente para o mesmo propósito. É uma maneira conveniente e econômica para as famílias preservarem, protegerem e armazenarem os seus alimentos.

Como os seladores a vácuo preservam os alimentos

Os seladores a vácuo preservam os alimentos principalmente inibindo o crescimento de mofo, fungos e bactérias deteriorantes, como mesófilos, psicrotróficos, termófilos e psicrófilos.

Quando essas bactérias se reproduzem e se multiplicam, elas quebram as enzimas orgânicas, como a clorofila nas plantas e os pigmentos que contêm ferro nas proteínas, e deixam para trás amônia, aminas, sulfetos e acúmulos de ácidos orgânicos que causam descoloração, odores rançosos e resíduos viscosos

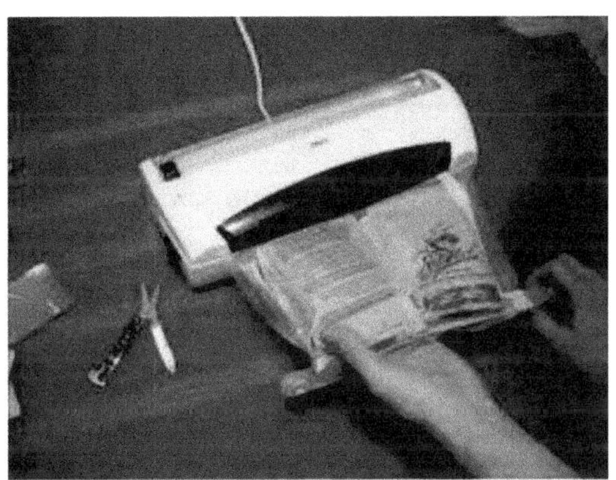

Máquina de embalagem a vácuo

Elas não apenas estragam o sabor, a aparência e a textura da comida, mas também causam doenças graves se ingeridas. Felizmente, esses tipos de bactérias são bactérias aeróbicas, o que significa que requerem oxigênio para metabolizar alimentos e se reproduzir. Os alimentos selados a vácuo as privam de oxigênio, o que interrompe seu ciclo de crescimento e as torna inertes. A privação de oxigênio tem o mesmo efeito em esporos de fungos e leveduras. Sem oxigênio, eles não podem crescer e consumir sua comida.

Queimaduras de frio e desidratação

A vedação a vácuo também protege os alimentos contra queimaduras e desidratação no congelador. O saco selado a vácuo mantém os alimentos fora do contacto com o ar, para que a humidade no seu interior não evapore.

A queimadura do congelador ocorre quando a água sublima dentro de sua comida. Os cristais de gelo internos se transformam em vapor d'água e são atraídos para a superfície da comida, onde congelam novamente ou escapam para o ar circundante. A queimadura do congelador não é perigosa, mas estraga o sabor e a textura da comida. A carne queimada no congelador fica algodoada, sem graça e sem sabor.

Selá-la em um saco a vácuo evita esse processo. Os alimentos selados a vácuo terão um sabor tão rico e macio quando você os desembalar quanto quando foram selados originalmente.

Armazenar

Os alimentos selados a vácuo não podem ser deixados em temperatura ambiente. O processo de vedação não afeta todas as cepas de bactérias, apenas aquelas que dependem do oxigênio. As bactérias anaeróbias não requerem oxigênio para crescer e se reproduzir. Algumas dessas cepas são patogênicas e causam doenças se ingeridas. Sem a competição das bactérias aeróbicas, elas se espalharão rapidamente nos alimentos que não forem armazenados adequadamente.

Para se proteger delas, sempre congele ou refrigere seus alimentos. Se você estiver armazenando alimentos em um freezer, defina-o para -18 graus Celsius. A esta temperatura, o crescimento bacteriano será completamente congelado. Se você estiver refrigerando sua comida, armazene as frutas e os vegetais a pelo menos 5 graus Celsius; armazene as carnes abaixo de 5 graus Celsius; os alimentos secos, como cereais, pães, flores, arroz, açúcar, macarrão e feijão, devem ser armazenados a pelo menos 10 graus Celsius.

Efeitos da vedação a vácuo na vida útil

Os seladores a vácuo preservam os alimentos cerca de 3 a 5 vezes mais do que os alimentos armazenados em sacos ou recipientes plásticos simples.

A duração depende do tipo de alimento e se está armazenado na geladeira, no freezer ou na despensa.

Escolhendo o selador a vácuo certo

Existem dois tipos de seladoras a vácuo disponíveis para uso doméstico: seladoras de bancada e seladoras manuais. A escolha do selador certo depende da quantidade de alimentos que você deseja armazenar e do tamanho dos alimentos que deseja armazenar.

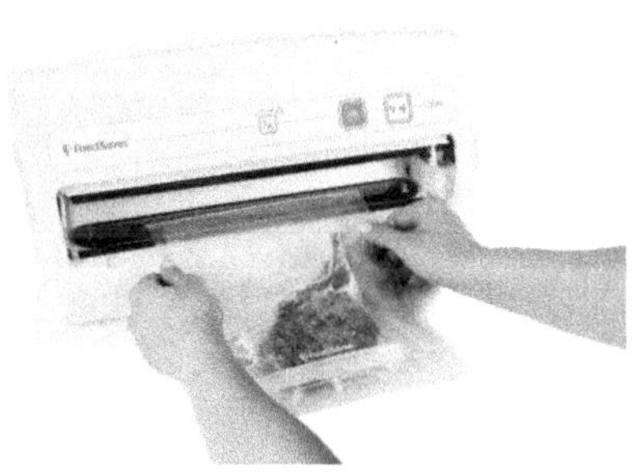

Os selantes de bancada são maiores e mais caros, mas podem selar mais e maiores itens alimentares. Eles são ideais para armazenamento de longo prazo e são os favoritos dos compradores a granel. Os seladores de bancada vêm em uma variedade de tamanhos, construídos para lidar com uma grande variedade de alimentos.

Os seladores manuais são mais baratos e bons para armazenar pequenas quantidades de alimentos que você deseja usar regularmente, como frios, nozes, queijo e salgadinhos. Suas sacolas podem ser fechadas novamente, para que você possa abri-las, pegar o que precisar e lacrá-las novamente sem comprometer sua comida.

Sacos a vácuo

Sempre preste atenção ao preço e disponibilidade dos sacos a vácuo antes de comprar uma seladora. Os seladores a vácuo usam sacos especialmente reforçados para criar uma vedação hermética. Embora seja possível selar alimentos usando outros sacos (como sacos de Mylar), é difícil e o selo frequentemente se rompe sob a pressão. Antes de comprar um selador, verifique se os sacos para ele estão prontamente disponíveis e com preços convenientes.

Conclusão

Os seladores a vácuo podem prolongar significativamente a vida útil de seus alimentos, evitar a deterioração e minimizar o desperdício. Eles devem ser seriamente considerados por todos os preparadores de alimentos como parte de seu arsenal de armazenamento de alimentos.

Os seguintes podem ser armazenados indefinidamente (em embalagens e condições adequadas):

Trigo
óleos Vegetais
Milho
Soja
Açúcar
Arroz branco
Caldos enlatados
Macarrão seco
Feijões secos
Leite em pó (em latas com nitrogênio)
Vitamina C

Existem opiniões variadas na literatura sobre quanto tempo os alimentos podem ser armazenados quando selados a vácuo, alguns valores típicos são mostrados na tabela abaixo.

Quanto mais tempo o alimento for armazenado, maior será a diminuição no sabor e na qualidade nutricional, dependendo da qualidade do alimento quando embalado pela primeira vez. No entanto, estudos têm mostrado que alimentos liofilizados e desidratados, devidamente embalados e lacrados, mesmo se armazenados após o tempo designado, retêm suas calorias e as calorias sustentarão a vida em caso de emergência, e evitarão a fome.

Os 4 critérios principais para o prazo de validade do armazenamento dos alimentos dependem de:

- Temperatura
- Umidade
- Oxigênio
- Luz

Vamos estudar cada um deles individualmente.

Temperatura

Os alimentos armazenados em temperatura ambiente ou mais fria, cerca de 24°C ou menos, serão nutritivos e comestíveis por muito mais tempo do que se pensava, de acordo com as descobertas dos estudos científicos recentes. Os alimentos armazenados a 10°C, o que é ideal, duram mais do que os alimentos armazenados em temperaturas mais altas. O calor destrói absolutamente os alimentos e seu valor nutricional. As proteínas se decompõem e algumas vitaminas serão destruídas. O sabor, a cor e o cheiro de alguns alimentos também podem mudar.

Umidade

A razão pela qual os alimentos armazenados a longo prazo são desidratados ou liofilizados é para eliminar a umidade. Muita umidade promove uma atmosfera onde os micro organismos podem crescer, bem como as reações químicas que causam a deterioração que, em última análise, podem nos deixar doentes.

Oxigênio

Muito oxigênio pode deteriorar os alimentos e promover o crescimento de micro organismos, especialmente nas gorduras, nas vitaminas e nos corantes alimentares.

Luz

A exposição a muita luz pode causar a deterioração dos alimentos. Em particular, afeta as cores dos alimentos, a perda de vitaminas, gorduras, óleos e proteínas. Mantenha os alimentos armazenados a longo prazo em áreas com pouca luz para uma vida útil mais longa.

Tabela de Prazo de Validade dos Alimentos

Os anos listados na tabela abaixo para os prazos de validade assumem condições ideais de armazenamento, ou seja, baixa umidade, pouca luz, baixas temperaturas e baixo teor de oxigênio. Aqui estão alguns valores padrões em anos para vários alimentos:

Comida	"Sustentação da Vida" Estimativas de vida útil (em anos)
Fatias de maçã (liofilizadas)	30
Sementes de alfafa	8
Farinha de trigo	15
Cevada	10
Feijão tartaruga preta	15 – 20
Feijão fradinho	15-20
Trigo sarraceno	15
Manteiga/Margarina em pó	15
Cacau em pó	15
Fubá	5
Trigo quebrado	25
Trigo Durham	8 – 12
Linho	8 – 12
Farinha (branca)	10-20
Farinha (trigo integral)	10-20
Grão de bico	15 – 20
Sementes de jardim	4
Glúten	5
Granola	5
Mel, Sal e Açúcar	Indefinidamente
Aveia Descascada	30
Feijão	20
Lentilhas	20
Feijão Lima	20
Painço	8 – 12
Morning Moo (leite pasteurizado)	10
Brotos de feijão	8 – 10
Cebola	8 – 12
Massa	30
Aveia Perolada	10
Feijão rosa	20 – 30
Feijão carioca	30+
Batatas (flocos, fatias, cubos)	30

Ovos em pó	15
Leite em pó	20
Quinoa	8
Arroz (castanho)	6 meses
Arroz (branco)	25+
Aveia em flocos	30
Centeio	8
Feijão vermelho pequeno	8 – 10
Soja em grãos	8 – 10
Trigo especial de padaria	25
Soletrado	12
Sementes germinadas	4-5
Triticale	8 – 12
TVP	15 – 20
Farinha Crua	5
Legumes (a maioria)	20-30
Trigo duro (branco)	30
Trigo duro (vermelho)	30+
Cereal de trigo	5
Whey protein em pó	15
Levedo de cerveja	2

Para acompanhar o frescor de sua comida, escreva a data no saco depois de lacrá-lo. Isso permitirá que você saiba quanto tempo está armazenado e com que rapidez deve ser consumido.

Dicas para selar os alimentos

Existem algumas maneiras adicionais de prolongar ainda mais a vida útil dos alimentos armazenados a vácuo:

- Evite a contaminação limpando e lavando bem todos os alimentos antes de selá-los.
- Se você estiver selando vários tipos diferentes de alimentos, limpe a mesa depois de preparar cada um para evitar a contaminação cruzada.

- Quanto menos contaminantes em sua comida, mais ela durará. Isso é especialmente importante quando você está selando carnes.

Carne

A carne deve ser lavada, seca e selada assim que você a trouxer do mercado. Tenha cuidado ao selar carnes que contenham ossos salientes. Os ossos geralmente têm bordas afiadas e podem rasgar o saco quando você remover o ar dele. Se você tiver um osso pontiagudo que não consegue remover, cubra-o com uma toalha de papel dobrada para evitar que danifique o saco.

Vegetais

Você pode prolongar a vida útil dos vegetais selados branqueando-os. Para branquear um vegetal, coloque-o em uma panela com água fervente por 1 a 4 minutos. Isso matará as bactérias que vivem dentro dele. Em seguida, retire o vegetal e coloque-o imediatamente em uma tigela com água gelada. Isso interrompe o processo de cozimento e evita que o vegetal amoleça e perca sua textura. Depois escorra o excesso de água e feche normalmente.

Barreira de Armazenamento

Embora os sacos seladores a vácuo sejam herméticos, pequenos vazamentos se desenvolverão quando os alimentos forem armazenados neles por um longo período (vários meses ou anos) e deixar entrar oxigênio que estragará sua comida. Você pode minimizar esses danos colocando seus alimentos em um saco zip lock ou, de preferência, em um saco Mylar depois de lacrado. Isso cria uma barreira extra que minimiza a exposição ao ar.

Absorvedores de oxigênio

Você também pode compensar os danos causados por vazamentos colocando um absorvedor de oxigênio no saco com sua comida. Absorvedores de oxigênio são pequenos pacotes de pó de ferro. O ferro interno enferruja quando exposto ao oxigênio, prendendo as moléculas de oxigênio no interior e mantendo-as longe da comida. Absorvedores de oxigênio não afetarão o sabor da sua comida. Eles são uma boa ideia se você estiver selando um peru ou um frango inteiro, pois pequenas quantidades de ar podem ficar presas no corpo da ave. Coloque alguns dentro do pássaro ao selá-lo para absorver o oxigênio interno.

Conserva de Forno

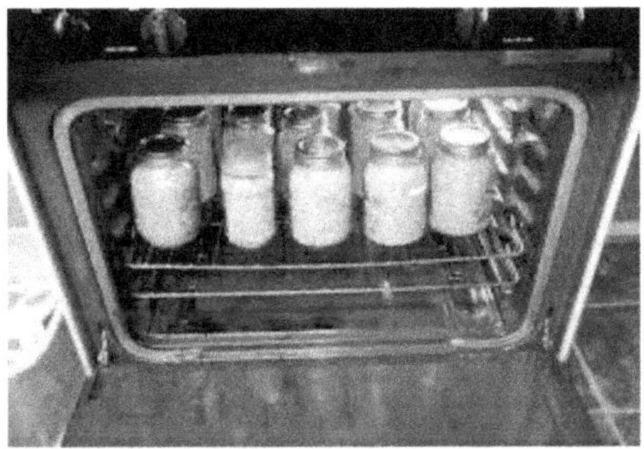

Enlatar no forno é outra maneira de preparar os alimentos que serão armazenados por muitos anos. A comida é cozida em potes grandes no forno e, à medida que esfriam, as tampas selam, evitando que umidade ou insetos entrem e estraguem a comida. Acredita-se que os produtos secos enlatados no forno durem de 20 a 30 anos.

Há uma série de itens que você precisará para começar:

- Frascos para conserva
- Tampas de metal com roscas para os frascos
- Funil de boca larga
- Produtos secos
- Forno
- Pegadores de panela e toalhas

Frascos de meio e de um quarto de galão são de tamanho grande para a maioria dos alimentos para um grande número de pessoas. Você também pode usar frascos de meio litro ou menores no forno para pequenas quantidades de especiarias, fermento em pó, etc. Os alimentos que podem ser preservados com este método incluem:

- Arroz branco, aveia e outros grãos
- Feijão e lentilha
- Farinha
- Misturas de cozimento
- Especiarias, sal, bicarbonato de sódio, etc.

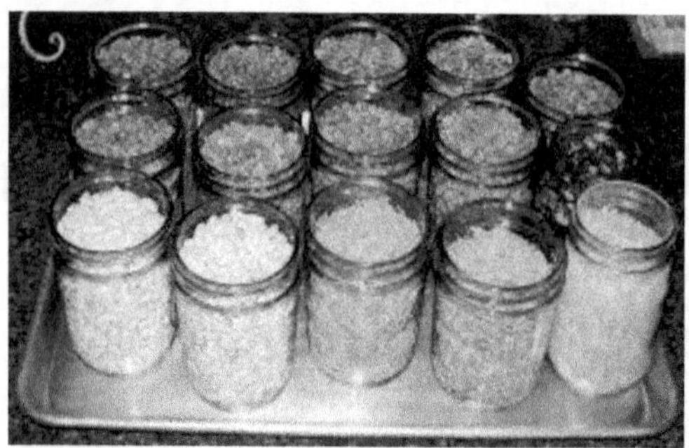

Antes de preparar as misturas para assar no forno, certifique-se de que não contenham gordura, óleo, açúcar mascavo ou qualquer outro ingrediente que contenha umidade, ou eles ficarão rançosos rapidamente. Alguns desses alimentos podem ser armazenados em um recipiente hermético por curto prazo (6 semanas em temperatura ambiente é o normal), mas *não serão* bons alimentos para armazenamento a longo prazo para sua despensa de preparação. Também é bom levar ao forno misturas que contenham açúcar ou leite em pó, mas elas não devem ser enlatadas sozinhas.

Como secar produtos em potes ao forno

Vejamos como secar produtos no forno, estas são as etapas básicas necessárias:

- Pré-aqueça o forno a 100° C
- Encha seus potes de conserva limpos com produtos secos, deixe 2 cm de espaço livre
- Não coloque tampas ainda
- Coloque no forno e ajuste o timer para 1 hora
- Use pegadores de panela ou toalha para retirar os potes do forno
- Limpe rapidamente a borda do frasco com uma toalha úmida (não pingando)
- Coloque a tampa de enlatamento de metal na jarra
- Rosquei firmemente
- Retorne os potes ao forno e ajuste o timer para 30 minutos
- Retire os potes do forno e deixe esfriar
- Verifique as tampas quanto à vedação firme

Enlatar no forno não é um método seguro de preservar nada além de produtos secos. Não use este método para enlatar alimentos úmidos, como frutas, vegetais ou carnes, a menos que tenham sido completamente desidratados.

Não se esqueça de rotular seus frascos com o conteúdo e a data de enlatamento.

Armazenando Alimentos Enlatados no Forno

Depois que seus potes com produtos secos esfriarem e você tiver certeza de que estão lacrados, guarde-os em um local fresco, escuro e seco. A vedação impedirá que a umidade entre nos frascos, mas o ar úmido poderá enferrujar as tampas de metal das conservas. Certifique-se de rotular os frascos com o conteúdo e a data em que foram enlatados para que você possa usar os alimentos mais antigos primeiro. Adicione um rótulo com instruções para usar misturas. Leite em pó e misturas para panificação que contenham leite em pó devem ser usados dentro de um ano para obter melhores resultados.

Isso nos leva ao fim da preservação e armazenamento dos alimentos enquanto você e seus entes queridos estão no abrigo. No entanto, em algum momento, após no máximo 30 dias, você poderá sair do abrigo para o ambiente externo.

Provavelmente, então, seus suprimentos de comida dentro de casa serão diminuídos, então o que você come quando está fora? Dado que os supermercados e outras lojas provavelmente serão saqueadas e despojados de seus suprimentos.

O que acontece quando saímos do abrigo?

Não importa quanta comida liofilizada ou grãos você possa ter armazenado em seus estoques de sobrevivência, se uma guerra nuclear acontecer, mais cedo ou mais tarde sua comida acabará. Então, o que você fará por comida?

Se você estiver em uma área com poucos sobreviventes, viajar para as mercearias locais pode ajudar, mas é provável que outras pessoas tenham saqueado todos os alimentos do estoque. Alimentos em recipientes lacrados seriam seguros para comer se você tivesse o cuidado de limpar qualquer poeira residual no recipiente antes de abri-lo.

A radiação não torna os alimentos perigosos e apenas os altera ligeiramente para que perca pouco do seu valor alimentar. Este é um ponto importante a ter em mente, desde que os alimentos sejam selados, é realmente um caso simples de lavagem dos metais pesados radioativos.

Mas há boas chances de que qualquer loja seja esvaziada durante o pânico pré-guerra. Mesmo que estivesse cheio no momento do ataque, o tempo está contra você.

A agricultura é possível após uma explosão nuclear?

A agricultura ou a jardinagem após uma precipitação radioativa certamente seria possível, você pode se surpreender ao ouvir isso!

A precipitação de uma arma nuclear é diferente da dos resíduos radioativos comerciais. Enquanto os resíduos de um reator nuclear podem durar milhares ou mesmo dezenas de milhares de anos, a radiação de uma arma nuclear decai muito rapidamente para um nível seguro. Mesmo que a precipitação seja inicialmente mais perigosa do que o lixo radioativo, uma vez que os níveis de radiação que emite são muito maiores.

Mesmo na sombra de uma explosão em um solo muito sujo, os níveis de radiação cairão para níveis seguros em um tempo relativamente curto. Isso significa que você poderia estar cultivando uma área muito contaminada dentro de um ano, se necessário. Embora os perigos de 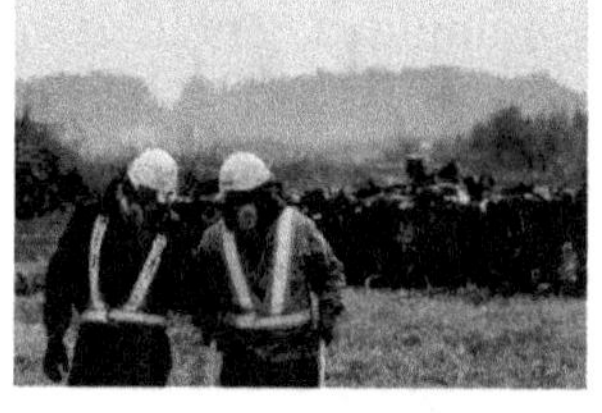 longo prazo de tais atividades possam permanecer em 20 ou 30 anos em tal área, se a escolha for entre morrer de fome em alguns meses ou talvez ter uma doença relacionada à radiação como leucemia ou câncer 30 anos depois, é, não deve ser muito difícil decidir.

A precipitação radioativa é composta de partículas como areia ou poeira que ficarão na superfície do solo, mas não penetrarão mais fundo. Assim, mesmo em áreas de precipitação máxima, o solo superficial, junto com a precipitação, pode ser removido e a terra usada para cultivo.

Se você tivesse acesso a equipamento pesado de movimentação de terra, até mesmo a agricultura em grande escala poderia ser realizada após a remoção de vários centímetros do solo superficial.

Se remover o solo não for possível, também é possível arar a precipitação para que fique abaixo do solo. Isso permite que as plantas obtenham nutrientes do solo enquanto a terra atua como proteção de densidade para reduzir a radiação a níveis que não prejudiquem nem as plantas nem a pessoa que as cultiva.

Embora isso não seja tão ideal quanto remover o solo contaminado, é uma alternativa mais fácil. Os produtos produzidos nessas terras não serão tão seguros para comer do ponto de vista da saúde a longo prazo, mas, novamente, é melhor do que passar fome.

Outra boa alternativa é uma estufa feita com folhas de plástico ou material similar. O plástico reduziria a luz ultravioleta e a área fechada o ajudaria a controlar as pragas e manter uma temperatura quente.

Seria bom comprar sementes não híbridas ou não transgênicas agora, para que você possa produzir colheitas para sua família nos próximos anos em tal ambiente.

Apesar dos contos de cientistas que cultivam trigo a partir de sementes envoltas em múmias egípcias, as sementes têm uma vida útil finita no mundo real. A cada ano adicional em que a semente é armazenada, uma porcentagem maior perde sua capacidade de germinar. Portanto, se possível, as sementes devem ser substituídas todos os anos. Esta é realmente uma boa notícia; obriga você a praticar o plantio e o cultivo das sementes que vem armazenando.

Se você cultivar plantas em um ambiente contaminado ou procurar plantas para comer em áreas de precipitação, você pode processá-las para que sejam seguras. Novamente, lembre-se de que a precipitação é como poeira, não um líquido que pode penetrar no material. Se você descascar e limpar cuidadosamente as plantas, a maior parte da precipitação será removida com as camadas externas do material vegetal, para que você possa comê-las sem medo de ingerir materiais radioativos.

As frutas ou os vegetais com casca lisa (como tomates ou pimentões verdes) podem ser lavados (embora descascar seja provavelmente mais seguro). Plantas cujas partes comestíveis vêm do solo, como tubérculos, podem ser mais bem limpas se você primeiro remover a camada superior do solo em torno de sua base (que pode ter um pouco de poeira radioativa) antes de desenterrar a planta. Tubérculos e raízes comestíveis devem ser bem lavados.

Uma dieta vegetariana com tudo o que o seu corpo precisa para se manter saudável não é muito fácil de manter na melhor das hipóteses. Em um ambiente pós-guerra nuclear, seria quase impossível. A proteína da carne ou do peixe será quase essencial para a sobrevivência.

Carne

Como você processa a carne (quer esteja caçando, descobrindo animais domésticos "selvagens" ou criando animais de fazenda) para que seja segura para comer?

Primeiro, você precisa estudar a maneira como o animal está se comportando. Parece saudável ou doente?

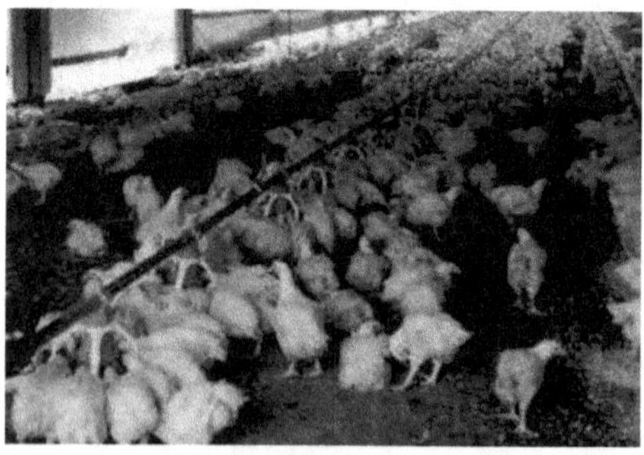

Se os animais ingeriram resíduos (na grama ou em outras fontes de alimento), mas não ficaram doentes devido à exposição à radiação, eles podem ser comidos com segurança se você seguir algumas precauções. Esses animais também provavelmente permanecerão saudáveis o suficiente para viver tanto quanto os animais não expostos, de modo que possam ser usados como reprodutores; não mate o que você não precisa.

Quando a contaminação radioativa é ingerida por animais, ela é armazenada em determinados locais de seus corpos. O hábito que os sobreviventes da guerra pós-nuclear devem aprender é evitar comer partes do animal que coletará os materiais radioativos. Se você evitar as partes com altas concentrações de contaminação, poderá se manter saudável enquanto aproveita a carne disponível.

As partes de animais a evitar incluem:

- A glândula tireóide
- Os rins
- O fígado
- A carne junto aos ossos, bem como a medula nos ossos.

Apenas a carne do músculo que é muito mais segura. Outra precaução importante é cozinhar bem a carne para que todas as bactérias sejam mortas na carne; uma vez que a radiação reduz a resistência às doenças, o animal pode ter concentrações de bactérias mais altas do que o normal e você será menos capaz de combater essas bactérias. Evite comer carne vermelha crua; sempre cozinhe bem.

Lembre-se de que os restos da carcaça e as partes que você não deve comer provavelmente estarão contaminados. Enterre as partes em uma área onde não possam contaminar a água ou as plantações.

Se um animal estiver doente, não o mate. Embora a carne possa não estar contaminada com radiação, o animal está doente por causa de algum tipo de vírus ou bactéria causadora de doença (a radiação diminui a resistência às doenças). A carne desses animais pode causar intoxicação alimentar, pois cozinhar a carne só mata as bactérias ou os vírus na carne, mas não a livra das toxinas produzidas pelos microrganismos. A carne será envenenada e nenhum cozimento a livrará do veneno.

Você também poderá tratar o animal e restaurar a saúde dele. Nesse caso, você poderá comê-lo mais tarde ou usá-lo para reprodução. Se o animal morrer, descarte a carcaça com cuidado, pois ela estará contaminada e perigosa para a saúde.

Se o animal doente estiver em um rebanho ou bando, separe-o imediatamente dos demais para que a doença não se espalhe (baixa resistência novamente). Mantenha a área de um rebanho extra limpa para que as doenças também não possam começar.

Será difícil conseguir comida depois de uma guerra nuclear. Mas a precipitação radioativa não penetra ou contamina tanto quanto muitas pessoas pensam. Desde que você tenha um pouco de know-how e perspicácia para plantar algumas árvores frutíferas, guardar algumas sementes e tomar outras precauções de sobrevivência, você e sua família podem produzir alimentos e sobreviver por muito tempo após o fim de uma guerra nuclear.

Os animais são tão sensíveis aos danos causados pela radiação quanto os seres humanos; para sobreviver, os animais precisam da mesma proteção que nós.

Quando o gado precisar pastar em pastagens contaminadas por precipitação, a alimentação suplementar de forragem não contaminada pode reduzir a dose diária de material radioativo que os animais comerão. Feno armazenado ou empilhado, silagem de silo ou trincheira e grãos armazenados são alimentos suplementares seguros quando protegidos da contaminação por precipitação. Quando não há abrigo disponível, o nível de radiação é apenas moderado ou os recursos alimentares são escassos, os produtores devem, se possível, fornecer alimentação suplementar e limitar o tempo de pastejo.

Quando animais de corte e leiteiros comem ração contaminada, alguns elementos radioativos são absorvidos em seus corpos. Assim, o suprimento alimentar para o homem de produtos animais pode ser contaminado com radioatividade.

Como a precipitação afetará o gado protegido?

O gado alojado em celeiros e outras construções agrícolas durante a precipitação tem uma chance melhor de sobreviver aos efeitos da radiação do que aqueles que não estão protegidos. Um abrigo razoavelmente bem construído reduz a intensidade da radiação externa e evita que a precipitação se deposite no corpo dos animais. Também evita que os animais comam ração contaminada.

Qual é a melhor maneira de proteger o gado da precipitação?

Mova-os para dentro do celeiro o mais rápido possível. Se você não tiver instalações adequadas para abrigar todos os animais, coloque alguns deles perto dos prédios da fazenda ou em um pequeno lote seco. Sob essas condições, a quantidade de espaço por animal em um celeiro deve ser reduzida ao ponto de superlotação. O fator limitante é a ventilação e não o espaço. A vantagem é que os animais tendem a proteger uns aos outros o suficiente para que sobrevivam mais em condições de superlotação do que em alojamentos normais. Alimentadores automáticos grandes e protegidos e bebedouros automáticos para o gado podem fornecer ração e água não contaminadas.

As áreas dentro das cercas móveis e outras pequenas áreas cercadas que cobrem comedouros ou autoalimentadores podem oferecer confinamento de emergência para animais da fazenda depois que a intensidade da radiação externa inicial diminuir devido à decomposição.

Os silos de trincheira vazios podem ser convertidos em abrigos para o gado construindo um telhado sobre a trincheira e cobrindo-o com terra.

Uma vez que a precipitação ocorra, você não deve tentar proteger o gado, a menos que as autoridades locais de defesa civil lhe digam que você estará seguro ao fazê-lo.

Coloque seu gado leiteiro sob cobertura primeiro.

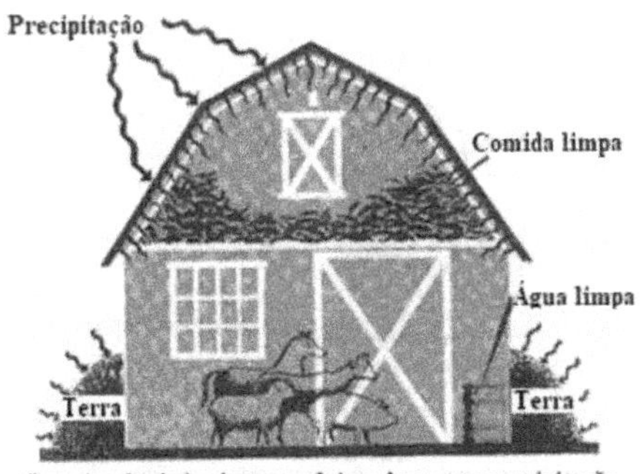

Os animais abrigados em celeiros durante a precipitação tem maior chance de sobreviver aos efeitos da radiação.

Que água posso dar ao gado após a precipitação?

A água de um poço coberto, tanque, cisterna ou uma nascente que corre livremente é a melhor. A água do rio ou da lagoa é menos segura, mas, se necessário, pode ser usada após a ocorrência da precipitação. Em alguns dias, estaria segura. Se, no entanto, chover durante esse período, o gado não deve ter acesso à água do tanque por mais alguns dias.

Normalmente, as partículas da precipitação se depositariam prontamente e os materiais radioativos solúveis se difundiriam na água, reduzindo a contaminação na superfície. Se a água fosse constantemente reabastecida de uma fonte não contaminada, a radioatividade seria diluída rapidamente.

Para evitar a contaminação por precipitação, não adicione água aos tanques cobertos, a menos que a água seja de um poço ou nascente protegido; primeiro use a água originalmente presente nos tanques.

Posso usar a água de uma lagoa exposta?

A água em uma lagoa exposta estaria contaminada, mas geralmente o nível de contaminação diminuiria rapidamente. Essa água poderia ser usada para irrigação de superfície. Também poderia ser usada para lavar os prédios da fazenda e o gado desprotegido. Obtenha água potável para o gado de outra fonte, se possível.

Que ração posso dar para o gado após a precipitação?

Para proteger adequadamente a ração, cubra-a. A precipitação é como poeira ou sujeira; uma tampa evitará que entre em contato ou se misture com a ração.

Os grãos armazenados em silo permanente, feno em celeiro e ensilagem em silo coberto estão adequadamente protegidos. Eles podem ser usados assim que for seguro alcançá-los após a precipitação.

Um palheiro em um campo aberto pode ser protegido com uma lona ou outra cobertura semelhante.

Se possível, dê ao seu gado ração que não contenha material radioativo. As partículas de precipitação que se depositam no feno, na silagem ou em uma pilha de sacos de ração contaminarão apenas as partes externas. Você pode remover as camadas externas ou os sacos e usar a alimentação interna que não é afetada.

Você será notificado se a defesa civil local e as autoridades agrícolas que medem as concentrações de precipitação considerarem que a forragem que cresce em sua área é prejudicial. No entanto, esse conselho pode chegar tarde demais em áreas altamente contaminadas. Como medida de precaução, você deve abrigar o gado e não deixá-lo pastar.

Você pode ter que dar ração contaminada às vacas se nenhuma outra ração estiver disponível. O leite dessas vacas não deve ser usado por crianças, mas quando as vacas voltarem a se alimentar de forma limpa, a quantidade de material radioativo em seu leite diminuirá progressivamente.

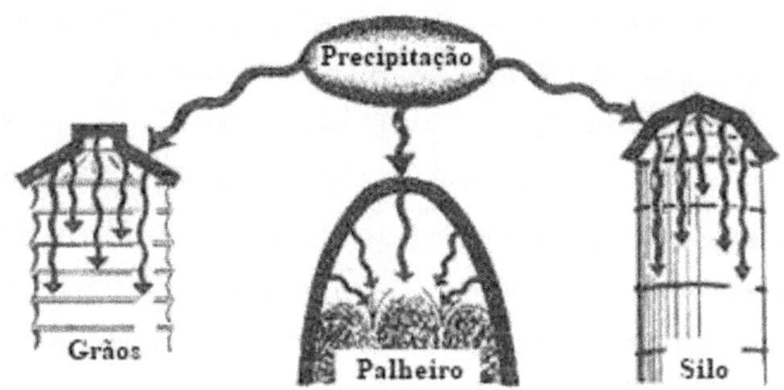

Cobertura - depósito permanente, silo coberto ou palheiro, impedirá a precipitação de entrar em contato e se misturar com a comida.

O que posso fazer com a ração a contaminada?

Por quanto tempo a ração deve ser armazenada depende do tipo e concentração dos materiais radioativos. Se você tiver um suprimento alternativo, não use ração contaminada até ser informado pelas autoridades de que é seguro fazê-lo; então certifique-se de seguir as precauções que eles podem recomendar.

Vacas leiteiras devem receber tratamento especial?

Sim. Como os materiais radioativos podem ser transferidos para o leite, que será um produto crítico durante uma emergência, faça um esforço especial para proteger as vacas da precipitação. Remova as vacas leiteiras do pasto e alimente-as com rações armazenadas durante o período de precipitação recente e por várias semanas depois. Desta forma, você evitará que o iodo-131 vá parar no leite e seja reduzido a níveis insignificantes.

Dê abrigo e atenção especial às vacas, comida limpa e água. Se puder, ordenhe-as antes que ocorra a precipitação; você pode não conseguir fazer isso por vários dias depois. Se você tiver bezerros na fazenda, mantenha-os junto às vacas. Isso ajudará a prevenir a mastite e a conservar toda a ração para as vacas. Reduza as quantidades de água e ração concentrada para os níveis de manutenção.

Na internet você consegue encontrar planos e ideias de construção de celeiros de gado leiteiro e de bunkers nuclear para a família. Embora a construção desse tipo de abrigo seja cara, tal instalação pode ser considerada para a proteção de reprodutores altamente valiosos.

Você pode encontrar ainda planos elaborados de acordo com as portarias de produção de leite. Eles fornecem (1) uma unidade de produção durante todo o ano que requer troca mínima para uso de emergência, (2) uma área de proteção familiar integrada que permite ao operador cuidar dos animais durante uma emergência de precipitação, (3) todos os alimentos armazenados estejam acessível manualmente para serem levados para dentro do celeiro, (4) feno e palha armazenados para uso como proteção, (5) alojamento temporário, ração e água para outros animais, (6) um gerador auxiliar para garantir a energia elétrica e (7) um suprimento de água dentro do galpão.

Que medidas devem ser tomadas para proteger as aves?

As aves são um pouco mais resistentes à radiação do que os outros animais de fazenda. Como a maioria das aves é criada em abrigos e recebe ração protegida ou armazenada, e como as aves podem crescer rapidamente, elas são uma das fontes mais confiáveis de alimentos frescos de origem animal que podem estar disponíveis após um ataque nuclear.

As galinhas que comem ração contaminada produzirão ovos que contêm alguns elementos radioativos. A radioatividade nos ovos diminui logo depois que as galinhas são removidas do ambiente contaminado e recebem ração e água não contaminadas.

Quais produtos de origem animal são seguros para o mercado após a precipitação?

Você receberá instruções específicas das autoridades locais de defesa civil com base na quantidade de precipitação recebida. Não destrua nenhum produto de origem animal, a menos que a deterioração os torne não comestíveis. O leite deve ser seguro para uso se vier de vacas adequadamente abrigadas, protegidas e alimentadas com porções de ração e água armazenadas e protegidas. O leite de uma área de precipitação onde as vacas não são adequadamente protegidas ou alimentadas com ração armazenada não deve ser dado a crianças até que as autoridades de defesa civil aprovem.

O leite contaminado com iodo-131 pode ser processado em manteiga, queijo e leite em pó ou enlatado e armazenado por um período para permitir que a radioatividade decaia. Use um contador Geiger para medir se eles estão seguros após um tempo de armazenamento.

Os animais destinados à alimentação cujos corpos foram expostos à radiação externa podem ser usados como alimento se forem abatidos antes do aparecimento de sinais de doença por radiação. Além disso, eles podem ser usados depois de terem se recuperado da doença que se seguiu. Devem ser seguidas as mesmas regras que regem o abate de animais doentes por qualquer causa. Deve-se tomar cuidado para evitar que as partes comestíveis da carcaça sejam contaminadas por materiais radioativos contidos no couro e no sistema digestivo.

O que eu faço se os animais morrerem da radiação da precipitação?

Alguns de seus animais podem ser afetados tão severamente pela radiação da precipitação recente que morrem em poucos dias ou semanas após a exposição. Não abata nenhum de seus animais, a menos que seja instruído a fazê-lo pelas autoridades locais de defesa civil. Enterre os animais que morrem. Essas carcaças geralmente não são perigosas para as pessoas ou os animais sobreviventes no momento em que seja seguro trabalhar ao ar livre.

É possível descontaminar o gado e os edifícios agrícolas que foram expostos à precipitação?

Se houver precipitação na pele dos animais, o material radioativo pode ser lavado com água. Não é necessário usar fontes de água limpa para esse fim. Tome cuidado para evitar o escoamento de contaminação.

As autoridades de defesa civil podem aconselhá-lo sobre os procedimentos de descontaminação dos prédios da sua fazenda. Ao lidar com os animais, use macacão, luvas e botas para evitar a contaminação. Limpar ou desinfetar os edifícios não destruirá a radioatividade. No entanto, a limpeza pode ser útil para mover os materiais radioativos para um local onde a radiação seja menos prejudicial. Na limpeza, tome cuidado para não se contaminar.

Protegendo a Terra e as Culturas

Os trabalhadores agrícolas podem não conseguir administrar e cultivar a terra com segurança por algum tempo devido ao risco da radiação.

Pode não ser aconselhável permitir que os animais pastem, devido ao perigo da radiação.

A precipitação recente forneceria contaminação de superfície em todas as plantas, resultando em perigo potencial para os seres humanos e animais que as consomem.

A radiação da precipitação depositada nas folhas ou no solo pode danificar a cultura.

Por quanto tempo a precipitação afetaria as terras cultivadas e não cultivadas?

Dependeria da abundância e do tipo de materiais radioativos em uma determinada área. No caso de um ataque nuclear, o iodo radioativo seria o fator isolado mais crítico na contaminação do leite durante as primeiras semanas. Após os primeiros 60 dias, o principal perigo surgiria do estrôncio 89 e do estrôncio 90. O estrôncio 89, no entanto, terá praticamente desaparecido 17 meses após sua formação.

Como os outros isótopos radioativos da precipitação, o estrôncio 90 cai na superfície das plantas e pode ser consumido com alimentos e forragem. Parte dela é depositada diretamente no solo ou arrastada para dentro dele, permanecendo indefinidamente, para todos os propósitos práticos, nos primeiros centímetros de terra não cultivada. Por ser quimicamente semelhante ao cálcio, o estrôncio radioativo seria absorvido por todas as plantas. As plantas crescendo em solos deficientes em cálcio absorveriam mais estrôncio radioativo do que aquelas crescendo em solos abundantes em cálcio, em condições iguais.

Existem tratamentos do solo para reduzir o risco da precipitação na terra?

Sim, mas os tratamentos do solo devem ser feitos somente após as autoridades responsáveis avaliarem cuidadosamente a situação e declararem estado de emergência. O tratamento mais eficaz pode ser caro e adequado apenas para terras de uso intensivo.

Outros métodos envolvem mudanças nas práticas agrícolas geralmente aceitas. Algumas medidas podem ser simplesmente uma melhoria das condições e procedimentos locais. Por exemplo, a calagem de solos ácidos pode reduzir a absorção de estrôncio radioativo em culturas cultivadas nesses solos.

Os cientistas de solo e os agrônomos fornecerão orientação aos agricultores para determinar a melhor utilização de suas terras após um ataque nuclear.

Qualquer uso da terra deve esperar até que os níveis de radiação externa estejam baixos o suficiente para que as pessoas possam trabalhar com segurança ao ar livre.

A precipitação afetaria permanentemente o pasto e as forragens?

Se a precipitação for extremamente leve, o pasto poderá ser usado imediatamente. É difícil estabelecer uma taxa de dose externa exata na qual seria seguro devolver os animais ao pasto, mas se a dose para a primeira semana de permanência não excedesse 25 roentgens, todos os animais sobreviveriam e poderiam ser manejados com segurança.

Se a precipitação for pesada, a radiação externa proibiria o uso do pasto. Um depósito pesado de precipitação espalharia partículas radioativas de vida curta e longa nas pastagens e nas plantações de forragem. A radiação pode causar danos visíveis às plantas; algumas plantas podem morrer.

As plantações existentes de alfafa e outras culturas forrageiras podem não ser utilizáveis devido ao risco de radiação. Se uma pesquisa de radiação indicar que o nível de contaminação é alto, as plantações existentes devem ser removidas o mais rápido possível do solo e descartadas; plantações sucessivas devem ser usadas somente após o exame de radioatividade. Se o solo for ácido, uma cobertura de cal ajudaria a reduzir a absorção do estrôncio radioativo em plantações subsequentes.

O gado poderia ser autorizado a pastar em pastagens levemente contaminadas após um período de espera que varia de uma a algumas semanas, o período de tempo depende do grau de contaminação.

Uma vez que seja seguro trabalhar a terra, uma verificação periódica das pastagens e dos produtos nas áreas afetadas forneceria o melhor guia de segurança para seu uso.

A precipitação afetaria meu sistema de cultivo?

Sim, a terra seriamente contaminada pode precisar ficar em repouso por até uma estação. Depois disso, a precipitação pode exigir uma mudança para culturas não alimentares ou para culturas alimentares que não absorvem grandes quantidades de materiais radioativos do solo. Alfafa, trevo, soja e vegetais folhosos têm maior tendência a absorver estrôncio radioativo de longa duração do que grãos de cereais, gramíneas, milho, batatas e frutas. A orientação sobre as culturas sugeridas para plantar virá dos conselhos de defesa civil e dos agrônomos.

A precipitação reduziria a produtividade econômica das terras de cultivo e pastagem?

A precipitação pode reduzir essa produtividade de várias maneiras:

1. O manejo da cultura e do solo pode ser impedido devido ao perigo da radiação externa

2. Algumas culturas podem ser mortas por contaminação

3. Outras culturas podem ser contaminadas a ponto de não serem comercializáveis

4. O valor econômico dos alimentos cultivados em terras contaminadas pode ser menor do que o de outras culturas competitivas.

Quais são os efeitos da precipitação no cultivo dos vegetais?

O cultivo das hortaliças expostas à precipitação pesada pode se tornar altamente contaminado. As folhas, as vagens e os frutos que retêm material residual devem ser limpos antes de serem consumidos. A lavagem é provavelmente a medida mais eficaz, assim como é a melhor maneira de limpar os alimentos da horta que se sujam por qualquer outra causa. A radiação da precipitação pesada pode afetar o crescimento das plantas. As raízes e os tubérculos absorvem pouca contaminação da precipitação antes de serem misturadas com o solo. A limpeza ou o descascamento normal dos vegetais subterrâneos, como as batatas, as cenouras e as mandiocas, seria adequado para remover a precipitação.

Quais são os efeitos da precipitação nas frutas?

Se a precipitação for pesada, os frutos maduros podem ser perdidos devido ao risco pessoal envolvido na colheita. As frutas que não precisam ser colhidas imediatamente podem ser salvas. Devem ser lavados antes de serem comidas.

Que precauções especiais devem ser tomadas para os trabalhadores nos campos?

Você deve permanecer dentro de casa até que o perigo da precipitação tenha diminuído e você tenha se certificado com as autoridades locais que é seguro trabalhar ao ar livre.

No próximo capítulo, discutiremos o tópico crucial da água, como armazená-la a longo prazo, como filtrá-la e como desinfeta-la.

CAPÍTULO 5

ÁGUA PARA SOBREVIVER

Um ser humano pode passar mais de três semanas sem comida (Mahatma Gandhi sobreviveu a 21 dias de fome total), mas a água é uma história diferente.

Pelo menos 60% do corpo adulto é feito de água e todas as células vivas do corpo

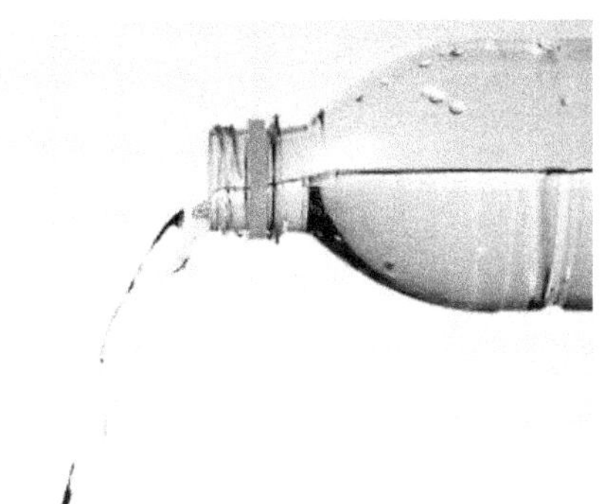

precisam dela para continuar funcionando. A água atua como um lubrificante para as articulações, regula a temperatura do corpo por meio da transpiração e da respiração e ajuda a eliminar os resíduos.

O tempo máximo que um indivíduo consegue ficar sem água parece ser uma semana, estimativa essa que certamente seria menor em condições difíceis, como o calor intenso.

No entanto, uma semana é uma estimativa generosa. Três a quatro dias seriam mais típicos, com os mais saudáveis e em forma, talvez passando um dia a mais.

O perigo da desidratação

Nossos corpos estão constantemente perdendo água, e é por isso que beber um copo de água uma vez por dia não é suficiente para manter o corpo reabastecido. Perdemos água quando suamos, vamos ao banheiro e quando expiramos.

"Sob condições extremas, um adulto pode perder de 1 a 1,5 litro de suor por hora", escreveu Packer em um <u>Artigo de 2002 para a Scientific American</u>. *"Se a água perdida não for reposta, o volume total de fluido corporal pode cair rapidamente e, mais perigosamente, o volume de sangue também pode cair."*

Quando você tem muito pouco sangue circulando em seu corpo, a pressão arterial cai para níveis que podem ser fatais. A temperatura corporal também aumenta quando paramos de suar.

A desidratação que causa uma perda de mais de 10% do seu peso corporal
é uma emergência médica. Se isso não for revertido rapidamente com
soros intravenoso, pode levar à morte.

Com a desidratação leve, você experimentará o seguinte:

- Falta de saliva
- Diminuição da frequência da urina
- Diminuição da produção da urina
- Cor profunda e forte odor na urina

Desidratação moderada:

- Ainda menos urina
- Boca seca
- Olhos secos e encovados
- Batimento cardíaco acelerado

Desidratação grave:

- Sem urina
- Letargia e irritabilidade
- Vômitos e diarreias

O estágio final da desidratação é o choque. Isso é caracterizado por uma
pele cinza-azulada que é fria ao toque. Uma queda severa na pressão
arterial produz esse frescor.

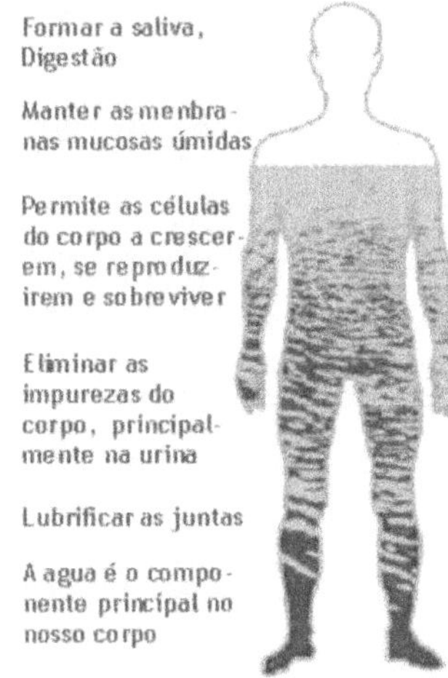

Armazenar um amplo suprimento de água é um item de preparação frequentemente negligenciado, embora saibamos que é o item mais importante para nossa sobrevivência.

As organizações de emergência sugerem armazenar 4 litros por pessoa por dia, portanto, uma família de 5 pessoas precisará de 140 litros de água por semana.

As vítimas de desastres anteriores dizem que a quantidade de água sugerida pelas organizações de desastres não é suficiente para passar por um desastre, então você deve planejar armazenar muito mais água do que 4 litros por pessoa por dia.

5 maneiras de armazenar água para emergências de curto prazo

Existem várias maneiras de se preparar e armazenar água para emergências de curto prazo. Vamos examinar aqui algumas dessas possibilidades:

1. <u>Tijolos de água</u> – Fabricados em polietileno de alta densidade (HDPE), esses recipientes comportam até 13 litros de líquido. Esses recipientes de água exclusivos, diferente de qualquer outro, também podem conter alimentos e outros itens essenciais para a vida, agregando valor ao empilhar em cruz até 1,2 metro para um armazenamento eficiente máximo.

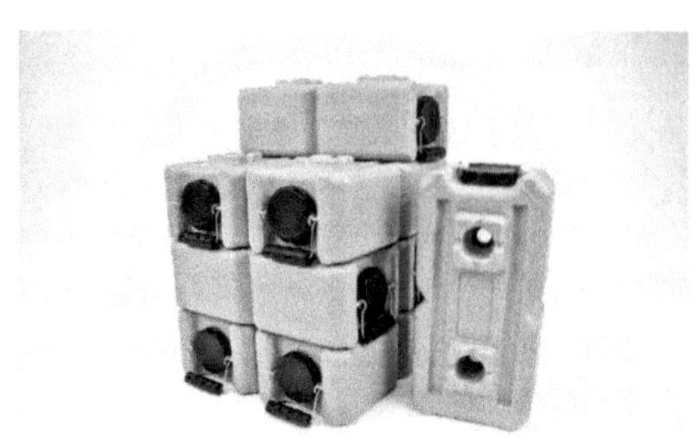

2. <u>Bolsas de água para sobrevivência</u> – Estes pacotes pesados são preenchidos com sachês de 125 ml de água purificada. Eles são fáceis de utilizar e têm uma vida útil de 5 anos.

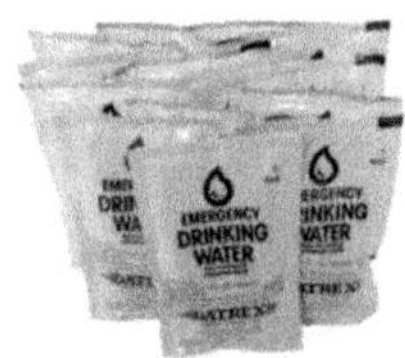

3. Garrafas de refrigerante de 2 litros – Esta é uma medida de preparação que você pode fazer em casa e reciclar ao mesmo tempo. Lave bem as garrafas de refrigerante com uma mistura de água com sabão e certifique-se de que todos os resíduos do sabão foram removidos. Encha as garrafas com água potável limpa e enrosque bem a tampa. Embora a água da torneira não deva ser bebida diariamente, em uma situação de emergência ela fará seu trabalho, portanto, também pode ser armazenada.

4. <u>Sistema de coleta de água da chuva de 200 litros</u> - Feito de resina de polietileno aprovada pela FDA (e livre de BPA), este barril de plástico tem capacidade para reter água suficiente para abastecer uma família de 4 pessoas durante 13 dias com água; ou 2 pessoas com quase 30 dias de abastecimento de água. A cor azul escura

deste barril de 200 litros restringe a luz e ajuda a controlar o crescimento de algas e bactérias nocivas. Idealmente, você deve usar cerca de 50 gotas de Lugol a 5% por barril para manter as bactérias afastadas. Os 5 barris na imagem abaixo forneceriam água potável suficiente para uma família de 10 pessoas por 30 dias e são fáceis de conectar.

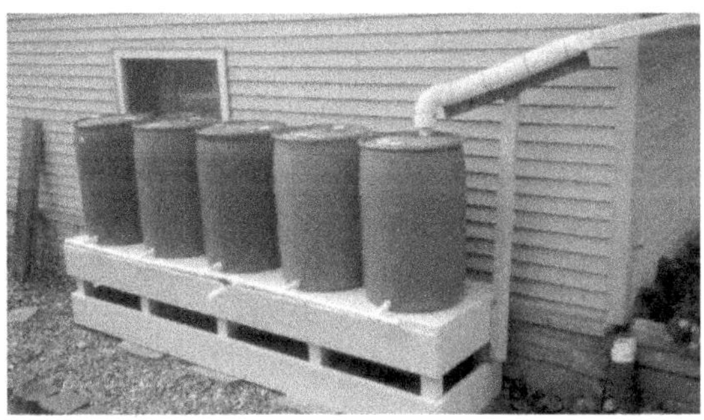

5. <u>Water BOB</u> – O water BOB® é um saco plástico gigante que comporta até 378 litros de água potável em qualquer banheira padrão em caso de emergência. Construído em plástico resistente para alimentos, o water BOB® mantém a água fresca e limpa para beber, cozinhar, lavar e dar descarga. Este método de armazenamento de água é uma boa maneira de armazenar grandes quantidades de água que podem ser usadas para fins de higiene, bem como para beber.

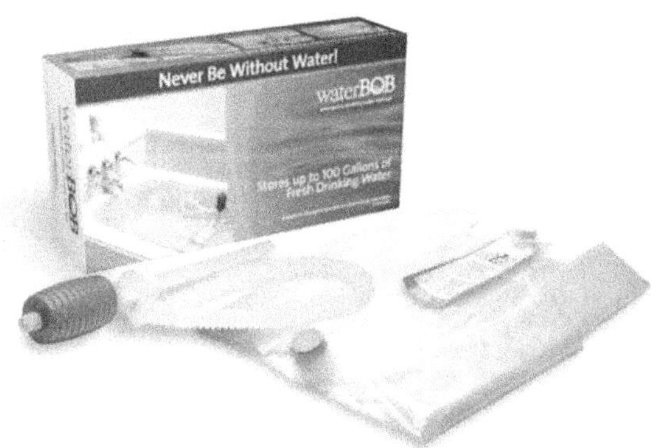

Ter um abastecimento de água durante um desastre de longa duração

Em uma situação de desastre, todos sabem que precisam de 4 litros de água por pessoa por dia. Devido aos problemas do volume e do peso do armazenamento da água, nem sempre é viável armazenar água por longo prazo para um desastre de longa duração. Muitos especialistas em sobrevivência sugerem que cada família tenha um filtro de água para tratar a água para um desastre de longa duração.

Pela importância de ter água à mão, é um item de preparo que deve ser encarado como um investimento necessário. Portanto, encontre o melhor filtro de água que você possa pagar. Um dos melhores investimentos que você pode fazer para sua casa é investir em uma maneira de purificar a água.

Alguns filtros sugeridos para examinar são o sistema de filtragem de água Berkey e os <u>sistemas de Osmose Reversa</u> (OR) que podem ser instalados embaixo da pia da cozinha. Esta é uma boa maneira de filtrar metais pesados radioativos e ter um suprimento de água de longo prazo.

O método de purificação de água da OR envolve forçar a água através de uma membrana semipermeável, que filtra um número selecionado de contaminantes da água, dependendo da permeabilidade da membrana.

Um bom sistema OR pode remover contaminantes como arsênico, nitratos, sódio, cobre e chumbo, alguns produtos químicos orgânicos e o flúor aditivado pelo governo. Também é capaz de remover metais pesados radioativos.

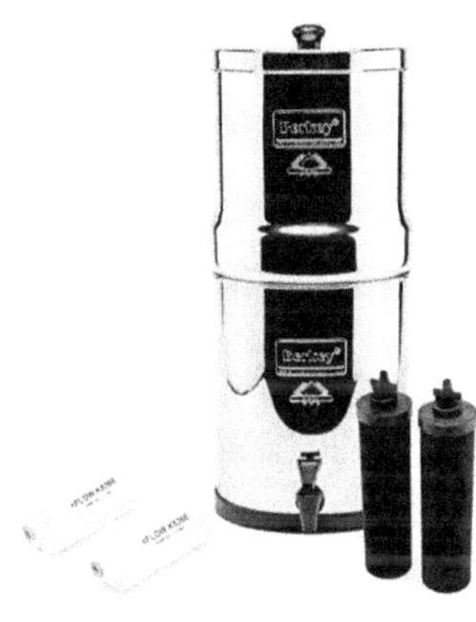

Sistema Berkley

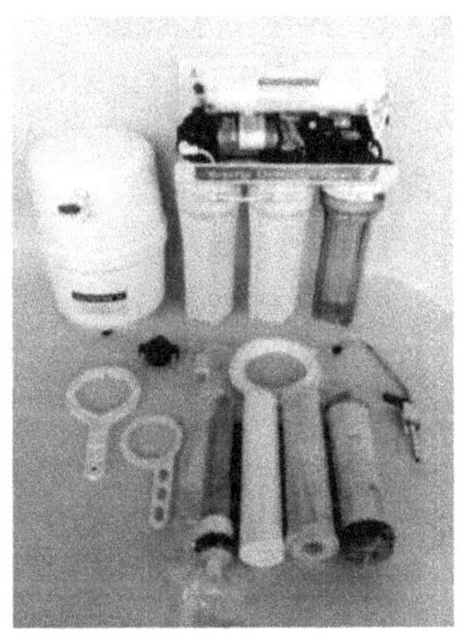

Sistema de Osmose Reversa

Desumidificadores para Extração de Água do Ar

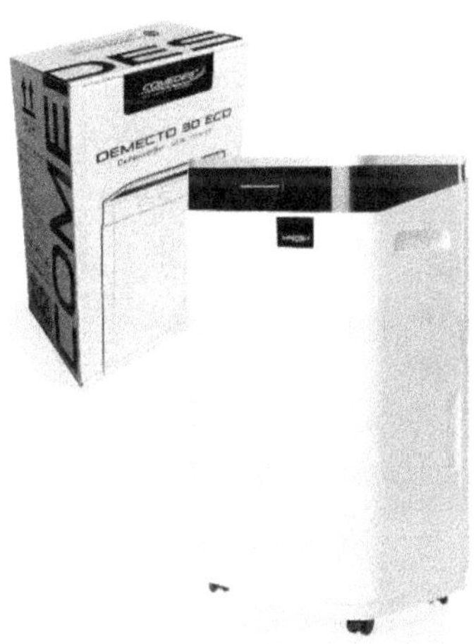

Os Desumidificadores são dispositivos engenhosos projetados para remover o excesso de umidade do ar, ajudando a manter os níveis de umidade confortáveis dentro de casa. Compreender como um desumidificador funciona pode esclarecer seu uso potencial em situações de emergência para se obter água adequada para o consumo.

Como os Desumidificadores Funcionam:

1. **Circulação de Ar**: Os desumidificadores possuem um ventilador que extrai o ar úmido do ambiente em volta para dentro do aparelho.

2. **Bobinas de Resfriamento**: Dentro do desumidificador, o ar que entra passa por bobinas de resfriamento, que baixam a temperatura do ar.

3. **Condensação**: À medida que o ar esfria, seu teor de umidade se condensa em gotículas de água na superfície das bobinas de resfriamento. Essa água condensada é coletada em um reservatório ou sistema de drenagem dentro do desumidificador.
4. **Liberação do Ar Seco**: O ar, agora mais seco, é aquecido novamente e liberado de volta para o ambiente, contribuindo para a redução dos níveis de umidade geral.
5. **Remoção da Água**: A água coletada é armazenada em um reservatório dentro do desumidificador ou drenada através de uma mangueira conectada a um ralo.

Usando um Desumidificador para Obtenção de Água em Situações de Emergência:

Em situações de emergência onde o acesso à água potável é limitado ou comprometido, um desumidificador pode ser reaproveitado para extrair água do ar para o consumo. Veja como pode ser feito:

1. **Selecionando um Local Adequado**: Coloque o desumidificador em um espaço com níveis de umidade elevados, como um quarto fechado ou porão. Quanto maior a umidade, mais água o desumidificador pode extrair.
2. **Operando o Desumidificador**: Ligue o desumidificador e permita que ele funcione por várias horas ou até dias, dependendo dos níveis de umidade e do tamanho e capacidade do aparelho.
3. **Coletando a Condensação**: Monitore o reservatório ou sistema de drenagem do desumidificador para coletar a água condensada. Certifique-se de que o recipiente de coleta esteja limpo e livre de contaminantes.
4. **Purificação da Água**: Embora a água coletada pelo desumidificador geralmente esteja livre de micróbios prejudiciais e contaminantes encontrados em fontes naturais de água, é essencial purificá-la antes do consumo. Ferver a água ou usar comprimidos de purificação de água ou sistemas de filtragem pode garantir sua segurança para o consumo.
5. **Armazenamento e Consumo**: Transfira a água purificada para recipientes limpos para armazenamento e consumo. Use-a para beber, cozinhar ou higiene pessoal, conforme necessário.

Precauções e Considerações:

- **Higiene**: Garanta que o desumidificador e todos os recipientes usados para coletar e armazenar a água estejam limpos e livres de contaminantes para evitar a contaminação da água.
- **Fonte de Energia**: Em situações de emergência, o acesso à eletricidade pode ser limitado. Considere fontes de energia alternativas, como geradores ou painéis solares, para operar o desumidificador.
- **Qualidade da Água**: Embora a água extraída pelo desumidificador seja geralmente segura para o consumo após a purificação, pode não ser adequada para uso prolongado devido à falta de conteúdo mineral. Suplementar com eletrólitos ou obter água de outras fontes pode ser necessário para uso prolongado.

Ao aproveitar os princípios da condensação da umidade, um desumidificador pode servir como uma ferramenta valiosa para extrair a água do ar em situações de emergência, fornecendo um recurso potencialmente vital para hidratação e sobrevivência. No entanto, é essencial exercer cautela, garantir a purificação adequada da água e considerar os fatores logísticos ao usar um desumidificador para esse fim.

Formas de coletar a água

Use barris de água para coletar a água da chuva. Este é um método muito eficaz de coletar grandes quantidades de água. Os barris para coleta de chuva vêm em vários tamanhos e é possível organizá-los para que se alimentem. Portanto, você só precisa de uma alimentação para a água da chuva e pode conectar os barris para que eles sejam alimentados em uma torneira.

Coletar a água de lagoas, riachos e córregos é outro método de captação de água. O fornecimento de poços de água locais é uma ótima maneira de fazer uso da natureza e ser mais autossuficiente. Ter um carrinho de mão seria útil para transportar grandes quantidades de água. Essa água também precisa ser tratada com Lugol ou similar.

Como extrair a água do ar rarefeito

Coletar a água da atmosfera é uma possibilidade, mas somente depois que a radiação diminuir para níveis baixos o suficiente para que você possa sair de seu abrigo.

Vamos dar uma olhada em algumas das técnicas que você pode usar para coletar a água da atmosfera.

A Técnica da Transpiração das Árvores

Pela manhã, o orvalho e a umidade são abundantes, amarre um saco em volta de uma árvore frondosa, arbusto ou galho de arbusto. Use um laço torcido ou elástico para envolver a extremidade aberta do saco (veja o diagrama abaixo).

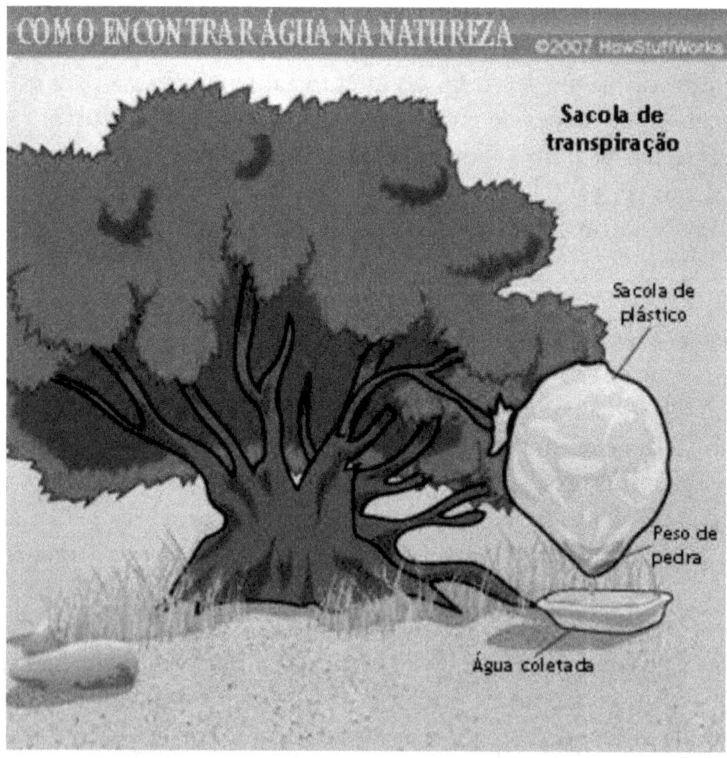

Em algumas horas, você deve ver a água se acumulando no fundo do saco; é só desatar do galho e beber! É importante usar uma árvore ou galho verde frondoso que não seja venenoso, a água terá o gosto de qualquer planta que você escolher. Geralmente, a água coletada de uma árvore não é muita, mas é suficiente para matar a sede. Claro, é possível tentar esta técnica em várias árvores simultaneamente.

O Recipiente de Orvalho e a Técnica da Grama

A maneira mais fácil de coletar a água do ar é apenas colocar uma tigela de plástico sobre a grama ao sol, a umidade se acumulará no interior, quando estiver pronto, levante a tigela de plástico e agite a condensação da água e pronto, água grátis!

Qualquer tigela de vidro serve. Isso irá coletar em média cerca de 30 ml a cada 45 minutos.

A técnica de destilação subterrânea

Outra técnica de coleta de água é a técnica de destilação subterrânea, para isso você precisa de um saco plástico fino, uma ferramenta de escavação, um recipiente para água, um bebedouro (opcional) e uma pedra.

Encontre uma área úmida que receba bastante luz solar; é melhor usar essas técnicas de coleta de água pela manhã, quando o orvalho e a umidade são abundantes.

1) Cave um buraco no solo com cerca de um metro de diâmetro e meio metro de profundidade, certifique-se de que o solo superior esteja verde com grama e um pouco úmido com solo macio, o fundo do buraco deve ser plano para o seu recipiente.

2) Coloque o recipiente no buraco.

3) Agora coloque o plástico sobre o buraco.

4) Cubra as laterais do plástico com pedras grandes para mantê-lo seguro para que, quando você colocar peso em cima do plástico, ele não desmorone.

5) Agora coloque a pedra ou peso no meio logo acima do recipiente, deixe-o cair cerca de 45 cm diretamente sobre o recipiente.

Deve ser algo como a imagem abaixo. A umidade do solo reage com o calor do sol para produzir condensação no interior do plástico, você também pode adicionar vegetação frondosa dentro do buraco para obter mais umidade (basicamente qualquer material orgânico que tenha umidade). Para coletar a água, basta retirar a pedra e pegar o recipiente. Esta técnica pode produzir até um litro de água por dia.

Se você usar esta técnica abaixo do solo, você poderá filtrar qualquer sedimento que possa caber no buraco escavado.

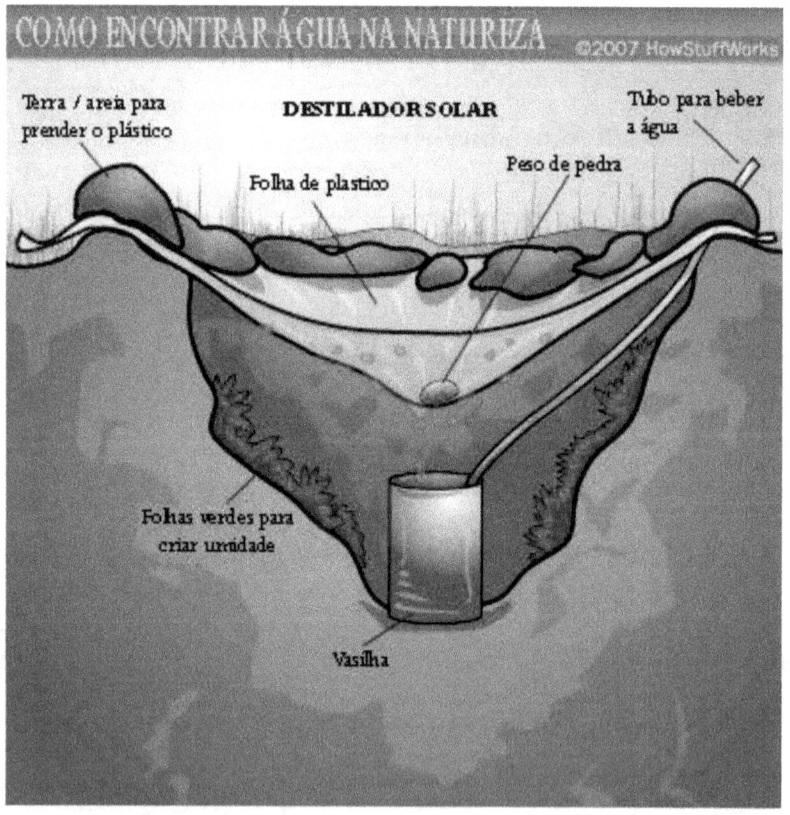

Filtro de água caseiro

Quando você começar a filtrar a água dos lagos, dos rios e dos lençóis freáticos, há 4 etapas a serem lembradas, este filtro simples é tudo o que será necessário para filtrar a água radioativa e torná-la segura para beber, já que os metais pesados radioativos ficarão presos no filtro:

1. Coagulação: Remove as sujeiras, os metais e as outras partículas suspensas na água. Produtos químicos como o sulfato de alumínio e a cal virgem são adicionados à água e formam partículas pegajosas chamadas "flocos" que atraem as partículas de sujeira.

2. Sedimentação: O peso combinado do sedimento e dos produtos químicos grudados torna-se pesado o suficiente para afundar e sedimentar no fundo.

3. Filtração: As partículas menores são removidas conforme a água passa por uma série de filtros (areia, cascalho, carvão).

4. Desinfecção: Para matar as bactérias ou os micro organismos encontrados na água, adiciona-se uma pequena quantidade de cloro ou MMS.

Materiais que você irá precisar:

- Garrafas de refrigerante de 1 litro cortadas ao meio
- Guardanapos, gaze ou toalhas de papel
- Cascalho
- Areia
- Filtro de carvão ativado, disponível em lojas de animais usados em aquários ou nos filtros tipo Soft ou Everest
- Grande recipiente para água suja (baldes ou galões)
- Água suja (feita pela adição de terra, galhos, folhas, etc., à água)
- Recipiente de lixo grande (recipiente de plástico, saco de lixo grosso, etc.)
- Dióxido de Cloro para purificação de água, em gotas (MMS) ou comprimidos da marca Portable Aqua
- 2 recipientes limpos para água filtrada

Procedimento:

1. Corte uma garrafa de refrigerante de 1 litro ao meio e coloque a parte superior da garrafa de cabeça para baixo como um funil,

dentro da metade inferior. A metade superior construirá o filtro, a metade inferior reterá a água filtrada.

2. Adicione guardanapo, gaze ou toalha de papel no gargalo da garrafa invertida.
3. Adicione os materiais de filtração nesta sequência:
    1. 3 cm de carvão
    2. 6 cm de areia
    3. 3 cm de cascalho
    4. 6 cm de areia
    5. 3 cm de cascalho
4. Adicione a água suja e deixe-a passar pelo filtro.
5. Para medidas adicionais, recomenda-se tratar quimicamente a água filtrada para matar quaisquer patógenos que não foram filtrados.

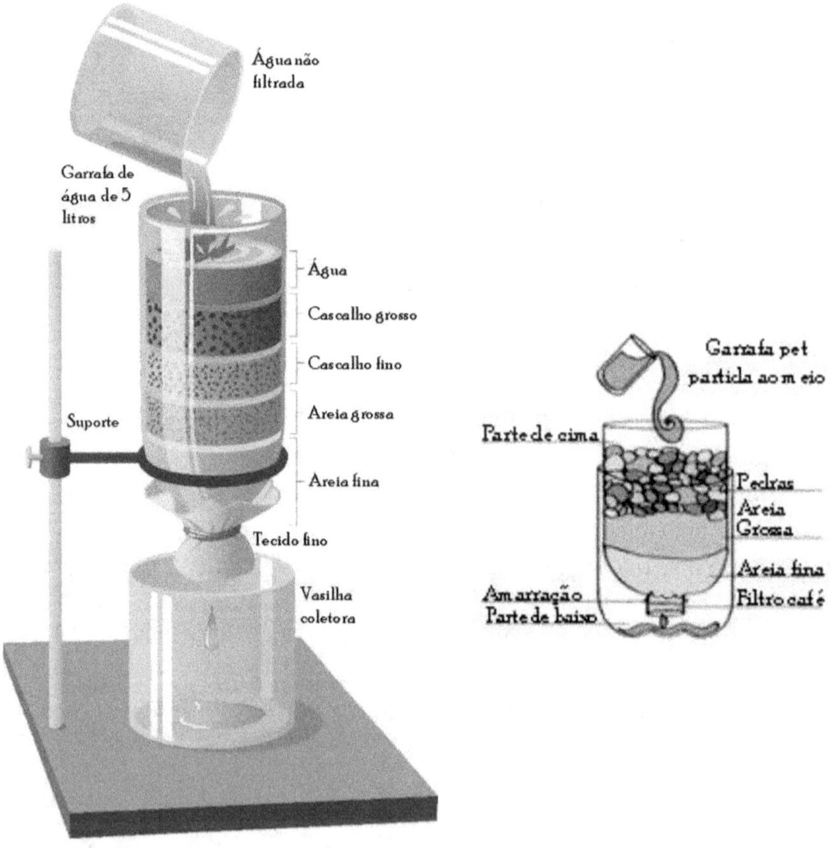

Esse filtro também pode ser feito em larga escala usando os mesmos materiais de filtragem, mas em um tambor de 200 litros. Isso daria um excelente filtro para filtrar a água radioativa.

Para fazer um filtro menor com um saco plástico, se não houver garrafas plásticas disponíveis, siga as seguintes instruções:

1) Encontre uma sacola plástica (de preferência com alças)

2) Coloque carvão no fundo, em seguida areia, em seguida pedrinhas, outra camada de areia e mais pedras.

3) Amarre as alças da sacola plástica em um galho de árvore ou um gancho para elevar a sacola (como na imagem).

4) Despeje a água no saco.

5) Faça um pequeno furo no fundo do saco.

6) Coloque um recipiente ou jarra de água no fundo para coletar a água filtrada.

Isso apenas remove os sedimentos grandes e o carvão melhora o sabor, mas não purifica a água.

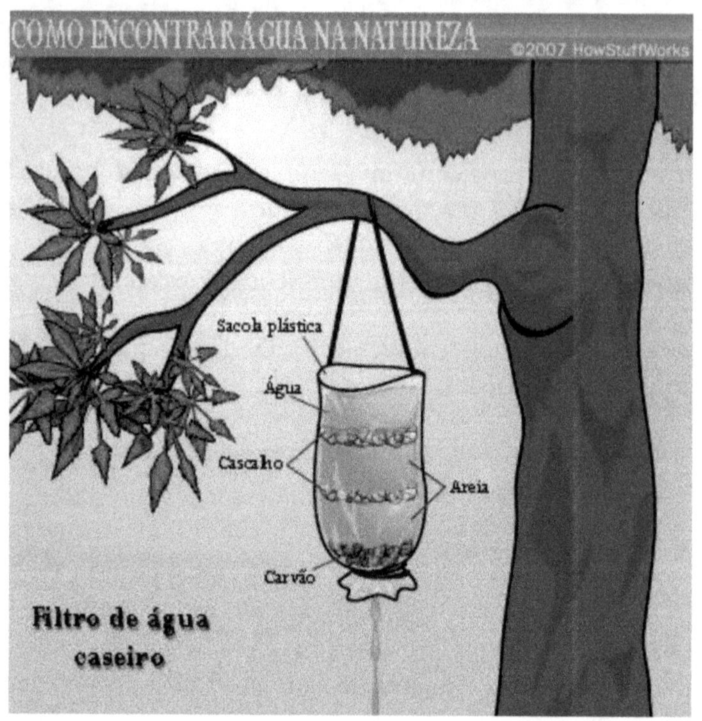

Além disso, você pode comprar um "saco de leite de amêndoa" ou um "saco de tela de malha" na Amazon para facilitar ainda mais esse processo, ou apenas usar uma camisa ou pano para remover as partículas grandes.

Se você usar esta técnica abaixo do solo, ferva a água por 10 minutos em fervura constante antes de beber ou use o <u>Lugol a 5%</u> para garantir a segurança.

O Canudo salva vida

Além disso, você pode comprar um "<u>LifeStraw</u>", é basicamente um filtro em forma de canudo para que você possa beber água não purificada direto do dispositivo. Elimina 100% das bactérias transmitidas pela água e 98,7% dos vírus e partículas. Cinco milhões de pessoas morrem por ano de doenças transmitidas pela água, principalmente crianças e pessoas com sistema imunológico comprometido.

Também é possível beber água de um banheiro com segurança usando o filtro LifeStraw, que pode ser outro salva-vidas em uma emergência onde não há outra água disponível.

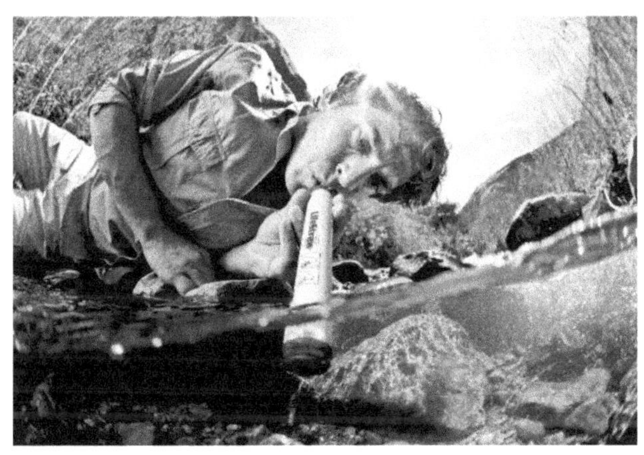

O canudo Salva vidas familiar

Existe também o <u>LifeStraw Familiar</u> que pode purificar 18.000 litros de água a 0,02 mícrons e remove 99,9999% das bactérias (E. coli, etc.), 99,999% dos vírus (Rotavírus, Hepatite A) e 99,99% dos protozoários (Giardia, Cryptosporidium), além de reduzir a turbidez ou lama. Há também o LifeStraw Comunitário que pode filtrar 12 litros por hora para famílias maiores.

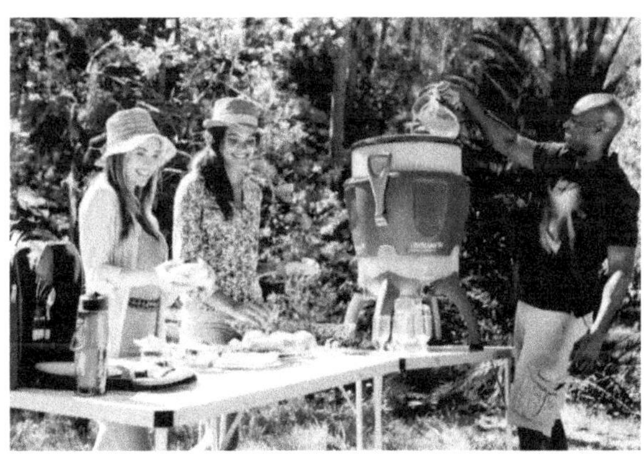

LifeStraw Comunidade

Não é seguro beber a água da destilação subterrânea não purificada, você pode pegar Cryptosporidium ou outros vírus; e até mesmo parasitas se você não purificar a água.

Você deve fazer o seguinte:

1) obtenha um filtro de água confiável como o LifeStraw, ou

2) Ferva a água por 10 minutos em uma fervura constante, ou

3) Use comprimidos de iodo ou gotas Lugol a 5%.

Tratamento da água

Existem várias maneiras de tratar a água, dependendo de quais instalações você pode ter no momento. Aqui estão algumas:

A fervura é o método mais fácil e seguro de tratar a água. Ponha a água no fogo até ferver por 1 minuto inteiro, lembrando que um pouco da água irá evaporar. Deixe a água esfriar antes de beber. A água fervida terá um sabor melhor se você colocar o oxigênio de volta nela, despejando a água para frente e para trás entre dois recipientes limpos. Isso também melhorará o sabor da água armazenada.

A destilação envolve água fervente e, em seguida, coletando apenas o vapor que se condensa. O vapor condensado não incluirá sal ou a maioria das outras impurezas. Para destilar, encha uma panela até a metade com água. Amarre um copo na alça da tampa da panela para que o copo fique pendurado do lado direito quando a tampa estiver de cabeça para baixo (certifique-se de que o copo não esteja pendurado na água) e ferva a água por 20 minutos. A água que escorre da tampa para o copo é destilada.

Tratamento químico da água. Se a água fervente não for uma possibilidade, a desinfecção química é recomendada para a pureza da água.

Alvejante comum (MMS) pode ser usado da seguinte forma:

- Filtre a água usando um pedaço de pano ou filtro de café para remover as partículas sólidas.
- A água deve estar fria ou o tratamento com cloro descrito abaixo será inútil.
- Adicione 16 gotas de alvejante líquido para cada 4 litros de água ou 8 gotas por garrafa de 2 litros de água. Mexa para misturar. O hipoclorito de sódio na concentração de 5,25% a 6% deve ser o único princípio ativo do alvejante. Não deve haver qualquer sabão ou fragrâncias adicionadas. Um grande fabricante de alvejantes também adicionou hidróxido de sódio como ingrediente ativo, que eles afirmam não representar um risco à saúde para o tratamento de água. ***Certifique-se de que o alvejante não contenha fragrâncias antes de ser usado.***
- Deixe repousar por 30 minutos.
- Se cheirar a cloro, você pode usá-la. Se não tiver cheiro de cloro, adicione mais 16 gotas de alvejante para cada 4 litros de água (ou 8 gotas por garrafa de 2 litros de água); deixe repousar por 30 minutos e cheire novamente. Se cheirar a cloro, você pode usá-la. Se não cheirar a cloro, descarte-a e encontre outra fonte de água.

Comprimidos de purificação

As pastilhas de purificação, como as pastilhas de cloro, as pastilhas de iodo ou as pastilhas hidra plus, são pastilhas diferentes para usar no tratamento da água. Esses comprimidos podem ajudar na remoção de vírus, bactérias, cryptosporidium e Giardia na água. Siga as instruções recomendadas pelo fabricante. Se uma pessoa estiver usando comprimidos de iodo, o iodo deve ser armazenado em um recipiente escuro. A luz solar pode afetar a potência do iodo. O Lugol a 5% (que é uma mistura de iodo e iodeto de potássio) demonstrou ser mais eficaz do que os comprimidos de tratamento com cloro.

Observe que as pastilhas de cloro podem ser usadas em vez de pastilhas de iodo para pessoas com alergia ao iodo. As pessoas com problemas de tireoide, aqueles que tomam lítio, as mulheres com mais de cinquenta anos e as mulheres grávidas devem consultar seu médico antes de usar iodo para purificação.

Para eliminar o "sabor de cloro" da água após o tratamento com clareador, pode adicionar à água uma cápsula de vitamina C em pó (ácido ascórbico) ou uma cápsula do Blend de <u>Vitamina C</u>, após o tratamento de purificação.

Tratar a água com *Potable Aqua* pode preservá-la por até cinco anos. Os tambores de água podem ser colocados estrategicamente pela casa para coletar a água que cai dos telhados. Este método fornece água em um local próximo para a família usar à sua disposição. Os comprimidos Potable Aqua são comprimidos de iodo que desinfetam a água potável contaminada em um instante. Os comprimidos, que se destinam apenas ao uso em emergências limitadas ou de curto prazo, tornam a maior parte da água bacteriologicamente adequada para beber, provando ser eficaz contra Giardia lamblia quando usado conforme as instruções.

Cada comprimido de Potable Aqua contém 20 mg de Tetraglicina Hidroperiodeto (TGHP), que libera 8mg de iodo titulável quando liberado na água. Em 30 minutos, o iodo terá penetrado nas paredes celulares dos micro organismos, tornando-os inativos e tornando a água potável. Também é possível obter 8 mg ou mais com 2 gotas de Lugol aa 5%.

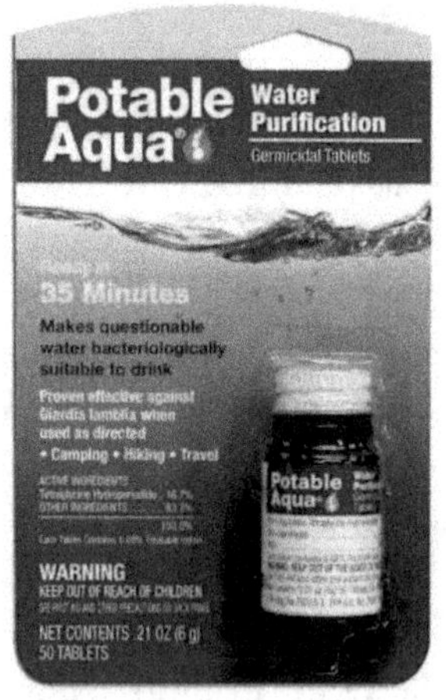

Armazenando a água com segurança

A água deve ser armazenada em local fresco e escuro. Use a água dentro do prazo de validade impresso na embalagem. A água pode ser armazenada em recipientes de qualidade alimentar, bem como em garrafas de refrigerantes. No entanto, os recipientes devem ser bem lavados, higienizados e enxaguados. Se possível, armazene apenas água já tratada e pronta para o consumo. A água da torneira provavelmente precisará ser tratada de ser armazenada.

Por favor, tenha em mente que depois de uma forte tempestade, furacão ou tornado, a água está contaminada e não deve ser usada para beber. As águas das enchentes podem ser contaminadas com óleo, gasolina ou esgoto bruto, que podem infestar as fontes de água da cidade e causar vários problemas de saúde.

É bem conhecido que após um desastre de curto prazo, as visitas e internações hospitalares aumentam devido às doenças diarreicas comuns, infecções respiratórias agudas, dermatite e outras causas. Esses tipos de problemas de saúde são devidos àqueles que entram em contato direto com as águas contaminadas das enchentes. Esses fatores de contaminação causarão irritação na pele e uma série de outros problemas de saúde. Se ingerida, esta água contaminada pode causar uma série de problemas médicos, incluindo, entre outros:

- Cistos de protozoários *(Cryptosporidium parvum, Giardia lamblia)*
- Parasitária *(Verme da Guiné, Esquistossomose, Amebíase, Criptosporidiose (Crypto) e Giardíase)*
- Bacteriana *(Escherichia coli, ou E. coli, Salmonella, Campylobacter j ej uni, Yersinia entercolitica, Leptospira interrogans e muitas outras)*
- Infecções virais *(Hepatite A, Rotavírus, Enterovírus, Norovírus, Vírus Norwalk)*

Destilador de água caseiro

<u>Materiais que você vai precisar:</u>

- Sabão para lavar louça
- Forno
- Furadeira e broca
- Encaixe de passagem de aço inoxidável com extremidade farpada e diâmetro interno de 3/8 pol.
- Uma mangueira de plástico com 1 m de comprimento e com diâmetro interno que corresponda ao encaixe da passagem de aço inoxidável

- Grande jarro de vidro
- Uma panela de metal para 4 litros com uma tampa apertada

Procedimento:

1. Comece a fazer seu destilador de água caseiro usando a furadeira para fazer um furo na tampa da panela de metal. Uma vez que o orifício tenha sido perfurado com sucesso, insira a conexão de passagem de aço inoxidável através dele, tomando cuidado para manter a extremidade farpada da conexão fora do pote de metal.
2. Lave a panela de metal vigorosamente com água morna e sabão de lavar louça. Certifique-se de lavar bem a tampa da panela, o jarro de vidro e a mangueira de plástico também. Depois que seus materiais estiverem suficientemente limpos, dê-lhes tempo suficiente para secar ao ar antes de prosseguir.
3. Encha a panela de metal exatamente três quartos com a água que deseja destilar e, em seguida, coloque a panela parcialmente cheia no fogão e aqueça-a a cerca de 95°C. Depois que o vapor escapar pela conexão de passagem de aço inoxidável por cerca de cinco minutos, você estará pronto para continuar com a próxima etapa.
4. Você está quase terminando seu destilador de água caseiro. Agora você precisará conectar lentamente uma extremidade da mangueira de plástico ao encaixe da passagem de aço inoxidável, liberando assim quaisquer contaminantes restantes e evitando que sejam condensados na água recém-destilada. Coloque a outra extremidade da mangueira de plástico em seu jarro. O vapor que está sendo condensado pingará lentamente no jarro de vidro na forma de água pura. Depois que o gotejamento diminuir consideravelmente ou parar completamente, retire a panela de metal do fogão, após o que será necessário pelo menos meia hora de resfriamento antes que ela e a mangueira de plástico possam ser limpas.

Filtragem

Como já mencionamos, a filtragem através da terra remove essencialmente todas as partículas de precipitação e mais o material radioativo dissolvido do que a destilação em água fervente, um método de purificação geralmente impraticável que não elimina o perigoso iodo radioativo.

Os filtros de terra também são mais eficazes na remoção do iodo radioativo do que os amaciadores de água de troca iônica comuns ou os filtros de carvão ativado. Em áreas de precipitação pesada, cerca de 99% da radioatividade na água pode ser removida por filtragem através da terra comum.

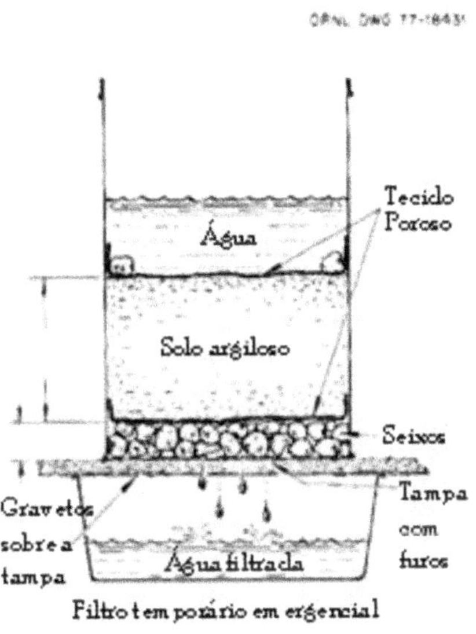

Um filtro para remover a radioatividade da água

Para fazer um filtro simples e eficaz como o mostrado acima, os únicos materiais necessários são aqueles encontrados dentro e fora de casa. Este filtro conveniente pode ser construído facilmente procedendo da seguinte forma:

> 1. Perfure o fundo de uma lata de 18 litros, um balde grande, uma cesta de lixo à prova d'água ou um recipiente semelhante com

cerca de uma dúzia de orifícios para pregos. Faça os furos de baixo para cima, ficando a cerca de 5 cm do centro.

2. Coloque uma camada de cerca de 1 cm de espessura de seixos lavados ou pequenas pedras no fundo da lata. Se as pedras não estiverem disponíveis, podem ser usados fios de cabide torcidos ou pequenos gravetos.

3. Cubra as pedras com uma camada de toalha felpuda, serapilheira ou outro pano bastante poroso. Corte o pano em uma forma aproximadamente circular cerca de 10 cm maior que o diâmetro da lata.

4. Pegue solo contendo um pouco de argila; quase qualquer solo serve, a partir de pelo menos 20 cm abaixo da superfície do solo (quase todas as partículas de precipitação permanecem perto da superfície, exceto após a deposição em areia ou cascalho).

5. Pulverize o solo e pressione-o suavemente em camadas sobre o pano que cobre as pedras, de modo que o pano fique bem preso nas laterais da lata. Não use argila pura (pouco porosa) ou areia (muito porosa). O solo na lata deve ter por volta de 18 cm de espessura.

6. Cubra completamente a superfície da camada de solo com uma camada de tecido tão poroso quanto uma toalha de banho. Isso evita que o solo sofra erosão à medida que a água é despejada na lata de filtragem. O pano também removerá algumas das partículas da água. Uma dúzia de pedrinhas colocadas no pano perto das bordas o protegerão adequadamente.

7. Apoie a lata do filtro em hastes ou bastões colocados na parte superior de um recipiente com diâmetro maior do que a lata do filtro. (Uma panela serve.)

A água contaminada deve ser despejada na lata do filtro, de preferência depois de deixar assentar conforme descrito abaixo. A água filtrada deve ser desinfetada por um dos métodos descritos anteriormente.

Se os 18 cm de solo filtrante for um barro arenoso, o filtro inicialmente fornecerá cerca de 5 litros de água limpa por hora (se a taxa de filtração for mais rápida do que cerca de 1 litro em 10 minutos, remova o tecido superior e recomprima o solo.) Depois de várias horas, a taxa será reduzida para cerca de 2 litros por hora.

Quando a taxa de filtragem se tornar muito lenta, ela poderá ser aumentada removendo e enxaguando o tecido da superfície, removendo cerca de 3 cm de sujeira e, em seguida, substituindo o tecido. A vida útil de um filtro é estendida e sua eficiência aumentada se a água barrenta primeiro for deixada assentar por várias horas em um recipiente separado, conforme descrito abaixo. Após cerca de 50 litros terem sido filtrados, reconstrua o filtro substituindo o solo usado por um solo fresco.

A maioria dos solos contém areia, silte e argila, os melhores solos são aqueles com alto teor de argila; argila se liga bem com as partículas radioativas.

Sedimentação

A sedimentação é um dos métodos mais fáceis para remover a maioria das partículas radioativas da água. Além disso, se a água a ser utilizada for lamacenta ou turva, sedimentar antes da filtragem prolongará a vida útil do filtro. O procedimento é o seguinte:

> 1. Encha um balde ou outro recipiente fundo até três quartos da capacidade com água contaminada.
>
> 2. Cave argila pulverizada ou solo argiloso de uma profundidade de 20 cm ou mais abaixo da superfície do solo e misture na água. Use uma lâmina com cerca de 2,5 cm de espessura de argila seca ou solo argiloso seco para cada lâmina de 10 cm de espessura de água. Mexa até que praticamente todas as partículas da argila estejam suspensas na água.
>
> 3. Deixe a argila assentar por pelo menos 6 horas. As partículas de argila em sedimentação levarão a maior parte

das partículas da precipitação suspensas para o fundo e as cobrirão.

4. Derrame cuidadosamente ou aspire a água limpa com uma mangueira e desinfete-a.

Decantação e Filtragem

Embora o material radioativo dissolvido seja geralmente apenas um perigo menor em água contaminada por precipitação, é mais seguro filtrar até mesmo a água limpa produzida pela sedimentação, se um filtro de terra estiver disponível. Por fim, como sempre, a água deve ser desinfetada, de preferência com Lugol a 5%.

Reabastecimento pós-decaimento da água armazenada

Quando a precipitação decai o suficiente para permitir que os ocupantes do abrigo saiam por curtos períodos, eles devem tentar repor a água armazenada. Um inimigo pode fazer ataques nucleares dispersos por semanas após um ataque massivo inicial. Alguns sobreviventes podem ser forçados a voltar para seus abrigos pela precipitação resultante.

Portanto, todos os recipientes de água disponíveis devem ser usados para armazenar a água que estiver menos contaminada possível. Mesmo sem filtragem, a água coletada e armazenada logo após a ocorrência da precipitação se tornará cada vez mais segura com o tempo, principalmente devido ao rápido decaimento do iodo radioativo. Estes seriam os contaminantes mais perigosos da água durante as primeiras semanas após um ataque.

O próximo capítulo examinará a melhor forma de nos protegermos contra a radiação usando alimentos radioprotetores.

CAPÍTULO 6

ALIMENTOS RADIOPROTETORES

Um dos capítulos mais surpreendentes da verdadeira história dos alimentos curativos vem do capítulo final da Segunda Guerra Mundial; após o lançamento de duas bombas atômicas pelos Estados Unidos sobre populações civis no Japão. Milhões de civis inocentes foram expostos a níveis extremos de radiação ionizante, e as taxas de câncer dispararam imediatamente depois disso.

Na época do bombardeio atômico no Japão, Tatsuichiro Akizuki, MD, foi Diretor do Departamento de Medicina Interna do Hospital St. Francis em Nagasaki. Ele alimentou sua equipe e pacientes com uma dieta rigorosa de arroz integral, missô e sopa de soja tamari, wakame, kombu e outras algas marinhas, abóbora Hokkaido e sal marinho. Ele também proibiu o consumo de açúcar e doces.

Uragami Daiichi (Hospital St. Francis) a cerca de 1,4 km do hipocentro. No entanto, essas pessoas, incluindo o Dr. Akizuki, não tiveram nenhuma doença aguda por radiação. O Dr. Akizuki sugeriu que este era o resultado de consumir xícaras de sopa de missô wakame (sopa de missô com guarnição de algas wakame) todos os dias (Akizuki, T., 1980). O Dr. Akizuki pode ser considerado a primeira pessoa no Japão a apontar os efeitos radioprotetores do missô para a manutenção da saúde.

O Missô (pasta de soja fermentada), é um ingrediente tradicional da dieta japonesa e é fermentado a partir de uma mistura de soja com arroz, trigo ou aveia e contém vitaminas, micro organismos, sais, minerais, proteínas vegetais, carboidratos e gorduras. Os peróxidos lipídicos inibidores de saponina, inibidores de tripsina, isoflavonas, lecitina, colina, prostaglandina E, e outros, são substâncias adicionais (Comitê de Promoção da Saúde do Missô). O missô é usado diariamente para dar sabor em sopas e alimentos sólidos no Japão e em outras partes da Ásia e é um ingrediente essencial para a culinária japonesa.

No acidente da usina nuclear de Chernobyl em 26 de abril de 1986, na Ucrânia, muitos europeus consumiram sopa de missô como medida preventiva para as doenças causadas pela radiação por causa das descobertas do Dr. Akizuki.

Em um experimento de Hiromitsu Watanabe publicado no Journal of Toxicological Pathology em 2013, eles alimentaram ratos machos de cinco semanas com uma dieta de missô. Uma semana depois, os camundongos foram irradiados com 7 a 12 Gy (dose média de 4 Gy /min) de radioatividade sem anestesia. Eles foram autopsiados para observação histológica da sobrevivência das criptas intestinais 3,5 dias após a irradiação. Nenhum efeito de proteção contra a radiação foi observado no grupo de controle ou nos grupos de dieta sem missô, mas o número de criptas sobreviventes aumentou significativamente no grupo da dieta com missô.

A Figura 1 à esquerda mostra a mucosa intestinal antes da irradiação; no meio após a irradiação; à direita 3,5 dias após a irradiação, tendo sido protegida com sopa de missô uma semana antes.

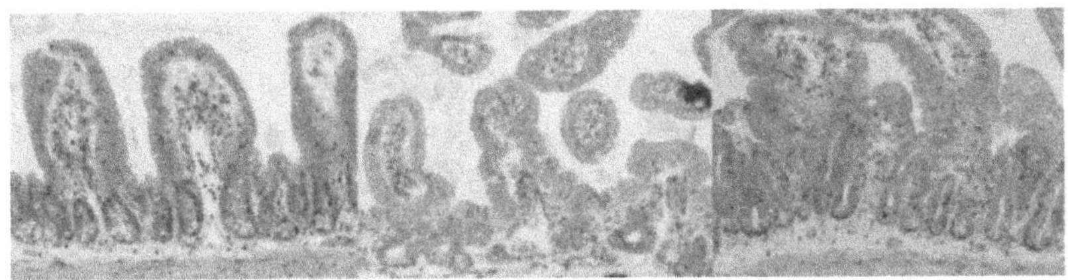

Fig. 1. Intestino delgado de camundongos

No entanto, esse fenômeno não foi observado quando o missô foi administrado em 0, 1 ou 2 dias após a irradiação. Assim, concluiu-se que uma certa concentração da(s) substância(s) efetiva(s) deve(m) existir no sangue antes da exposição (Watanabe H et al, 1991).

Em resumo, o que o Dr. Akizuki concluiu foi que beber sopa de missô antes da exposição à radiação oferecia um efeito radioprotetor significativo. Em outras palavras, bloqueou efetivamente os efeitos negativos do envenenamento por radiação.

O Dr. Watanabe disse: " *O mecanismo do efeito radioprotetor do missô é considerado intimamente relacionado às substâncias produzidas durante o estágio de fermentação*".

Então, são as bactérias que geram substâncias com efeito radioprotetor, conforme documentado no estudo. Como explica o Dr. Akizuki, *"a substância semelhante à citocina no missô pode desempenhar um papel importante na proteção e/ou recuperação e repovoamento dos elementos teciduais críticos quando administrados antes e durante a exposição à radiação."*

A dieta de prevenção do câncer

Essa ideia é apoiada no livro intitulado *"The Cancer Prevention Diet: The Macrobiotic Approach to Preventing and Relieving Cancer (A Dieta para Prevenção do Câncer: Uma Abordagem Macrobiótica para Prevenir e Aliviar o Câncer, tradução livre)"*, de Michio Kushi. No livro, ele conta a história de uma mulher corajosa que usou missô e a dieta macrobiótica para sobreviver ao envenenamento pela radiação extrema devido às bombas atômicas:

Em 1945, Sawako Hirago era uma estudante de dez anos em Hiroshima. Durante o bombardeio atômico em 6 de agosto, ela foi exposta a forte radiação que queimou seu rosto, a cabeça e as pernas. As partes queimadas aumentaram em quase três vezes o tamanho normal. No hospital, os médicos temiam por sua recuperação porque um terço de seu corpo estava queimado. Sua mãe lhe aplicava terapia de cura com a palma no abdômen todas as noites, e Sawako comia a única comida disponível, dois bolinhos de arroz e dois picles de rabanete daikon por dia. Dentro dos bolinhos de arroz havia umeboshi (ameixas salgadas em conserva).

Embora os médicos tenham desistido dela, Sawako sobreviveu: *"Minha mãe não me mostrou um espelho até que eu estivesse curada. No entanto, pude ver minhas mãos e minha perna, que estavam muito sujas e cheiravam mal. Nas manchas podres, sempre havia moscas. Quando a pele cicatrizou, feri-a porque estava coçando; finalmente, formou um queloide. Não vi meu rosto até que estivesse finalmente curado. No entanto, as feridas permaneceram em meu nariz e na minha vagina, permaneceram também no meu peito. Minhas mãos e meu peito tinham massas de pele que permaneceram até os vinte anos.*

Por causa de sua desfiguração, Sawako foi ridicularizada, apelidada de "Hormone Short - Hormônio curto, tradução livre" e disse que nunca poderia se casar ou ter filhos. Depois de terminar a escola, ela se tornou professora de física do ensino médio e conheceu um jovem professor de química. O casal se casou e assistiu às palestras de George Ohsawa, o fundador da macrobiótica moderna no Japão. Ele disse que apenas as pessoas praticando a macrobiótica sobreviveriam a uma futura guerra nuclear.

Depois de conversar com o Sr. Ohsawa, Sawako desistiu da comida moderna e refinada que comia desde sua sobrevivência e começou a comer arroz integral e outros alimentos. Para sua surpresa, seus problemas, incluindo anemia, leucemia, pressão arterial baixa, queda de cabelo e sangramento nasal, começaram a desaparecer. Em dois meses, ela estava exultante: *"Meu rosto ficou lindo"*.

Sawako teve sete filhos saudáveis e os criou com arroz integral, sopa de missô, legumes, algas marinhas e outros alimentos saudáveis.

Fonte: <u>Sawako Hiraga, "How I Survived the Atomic Bomb - Como sobrevivi à bomba atômica, tradução livre", Macrobiótica. novembro/dezembro de 1979.</u>

Cânceres relacionados à dieta e à radiação na Rússia

Uma história semelhante do missô e da dieta macrobiótica também vem da Rússia, após o acidente nuclear de Chernobyl:

Em 1985, Lidia Yamchuk e Hanif Shaimardanov, médicos em Chelyabinsk, organizaram *a Longevity*, a primeira associação macrobiótica da União Soviética. Em seu hospital, eles usaram métodos dietéticos e acupuntura para tratar muitos pacientes, especialmente aqueles que sofrem de leucemia, linfoma e outros distúrbios associados à exposição à radiação nuclear.

Desde o início da década de 1950, os resíduos da produção de armas soviéticas eram despejados no lago Karachay, em Chelyabinsk, uma cidade industrial a cerca de 1.500 quilômetros a leste de Moscou. Em particular, eles começaram a incorporar a sopa de missô nas dietas dos pacientes que sofriam de sintomas de radiação e câncer. *"O missô está aj udando alguns de nossos pacientes com câncer terminal a sobreviver"*, Yamchuk e Shaimardanov relataram. *"Seu sangue (e os exames de sangue) melhoraram depois que começaram a usar o missô em sua alimentação diária."*

Enquanto isso, em Leningrado, Yuri Stavitsky, um jovem patologista e instrutor médico, ofereceu-se como radiologista em Chernobyl após o acidente nuclear de 26 de abril de 1986. Desde então, como muitos trabalhadores de desastres, ele sofreu sintomas associados a doenças causadas pela radiação, incluindo tumores na tireoide. *"Desde que comecei a macrobiótica"*, relatou ele, *"minha condição melhorou muito."*

Alimentos Radioprotetores e Tratamento Convencional do Câncer

A ideia de que o missô pode oferecer efeitos radioprotetores contra a exposição extrema à radiação também deu suporte ao seu uso potencial como terapia adjuvante para pacientes com câncer submetidos a tratamentos de radiação.

Embora os oncologistas tendam a descartar a ideia completamente, eles não acreditam nos benefícios curativos da alimentação e da nutrição, o conceito tem mérito científico real. *Este estudo intitulado "Radioprotection of Lung Tissue by Soy Isoflavones - Radioproteção do tecido pulmonar por isoflavonas de soja"* concluiu que *"as isoflavonas de soja mostraram o potencial de aumentar os danos causados pela radiação em nódulos tumorais e, simultaneamente, proteger o pulmão normal das lesões causadas pela radiação".*

A conclusão dos autores foi que as isoflavonas da soja não fermentadas protegem as células saudáveis dos danos causados pela radiação:

"As isoflavonas de soja administradas antes e depois da radiação protegeram os pulmões contra os efeitos adversos da radiação, incluindo as lesões na pele, a perda de cabelo, o aumento das taxas da respiração, a inflamação, a pneumonite e a fibrose, fornecendo evidências de um efeito radioprotetor da soja".

Eles também concluíram que a soja pode ser útil para ser usada juntamente com a radioterapia, tanto para aumentar a toxicidade da radiação para as células cancerígenas quanto para diminuir a toxicidade da radiação para as células saudáveis. A indústria do câncer, é claro, não tem interesse em nada disso, uma vez que a toxicidade e o dano celular são fundamentais para o modelo de negócios repetido da indústria do câncer recorrente. Mas para aqueles indivíduos que desejam praticar hábitos alimentares que possam ajudar a prevenir ou reduzir os efeitos nocivos da radiação ionizante, a soja fermentada na forma de missô pode ser uma escolha inteligente e prática.

Tempo de Fermentação do Missô

Outra importante descoberta científica é que os tempos de fermentação mais longos para o missô resultaram em maior valor terapêutico para as cobaias.

Isso está documentado em detalhes em <u>this study on the radioprotective effects of miso</u> - <u>este estudo sobre os efeitos radioprotetores do missô.</u>, tradução livre, No estudo, três diferentes produtos do missô foram testados:

1) Missô fermentado por apenas 3 a 4 dias
2) Missô fermentado por 120 dias
3) Missô fermentado por 180 dias

Depois de testar esses três grupos de missô, duas lições importantes foram aprendidas:

1) Todo missô forneceu um efeito radioprotetor no estudo
2) O missô de 180 dias forneceu o efeito radioprotetor mais eficiente

"O atraso na mortalidade foi óbvio em todos os três grupos de missô", conclui o estudo. Mas também adverte que, uma vez que a exposição à radiação seja muito grande, nem mesmo o missô pode parar a taxa de mortalidade. As doses de radiação extremamente altas, em outras palavras, podem anular os efeitos protetores do missô e causar mortalidade em poucos dias, independentemente de quanto missô for consumido.

Diferenças entre soja e missô

Soja não é o mesmo que soja fermentada. Geralmente, deve-se evitar comer soja que seja geneticamente modificada.

A soja é uma das culturas geneticamente modificadas mais comuns, então você deve escolher a orgânica para evitar as OGMs. Você também deve ter cuidado para não consumir missô demais. O processo de fermentação pode criar ácido glutâmico como um de seus produtos e, para aqueles que são altamente sensíveis, mesmo um *pouco* de ácido glutâmico pode causar dor de cabeça.

Tomates e algas marinhas também contêm ácido glutâmico; portanto, se você puder comê-los sem nenhum problema, provavelmente não é sensível ao ácido.

O missô vem em diferentes graus com base na duração da fermentação. Quanto maior o tempo de fermentação, maior o grau e mais caro o produto. Obviamente, também há um ponto de retorno decrescente nisso. Após 180 dias de fermentação, é improvável que haja qualquer benefício adicional mensurável para o missô. Mesmo a fermentação de apenas 3 a 4 dias produz propriedades benéficas significativas.

Missô amarelo, orgânico, liofilizado e em pó está disponível <u>em saquinhos de 100 gramas</u> e também em <u>Latas de 1,3kg para maior armazenamento em prateleiras</u>.

Este é um missô de grau medicinal (o de cor amarela) que equilibra o tempo de fermentação com acessibilidade. É inteiramente feito nos EUA, usando os ingredientes orgânicos e certificados, todos produzidos dos EUA: *Soja orgânica, Arroz orgânico, Sal, Apergillus oryzae orgânico (agente fermentador)*.

<u>Receita</u>:

Uma receita simples de sopa de missô que leva 10 minutos:

Ingredientes:
2 xícaras de água
4 colheres de chá de pó de missô amarelo
2 colheres de sopa de cebolinha fatiada (opcional)
1 ovo (opcional)

Como fazer: Deixe a água ferver, abaixe o fogo, adicione o pó de missô e mexa bem. Evite ferver a sopa por muito tempo depois de adicionar o missô, ou ele perderá o sabor.

Alimentos Ricos em Potássio

Um dos elementos radioativos que precisaremos enfrentar ao sair do abrigo após a utilização das armas nucleares será o césio-137. O césio está próximo ao potássio na tabela periódica, portanto, se seu corpo estiver deficiente em potássio, há uma probabilidade maior de que ele absorva o césio radioativo nas células. Portanto, ingerir alimentos ricos em potássio seria uma forma de combater isso. Aqui está uma lista dos alimentos ricos em potássio:

- Arroz e farelo de trigo
- Farinha de centeio e trigo sarraceno
- Salsa, aipo, rabanete, tomate, pimentão, cenoura
- Damascos, bananas, pêssegos, ameixas, passas
- Pistache, castanhas, sementes de girassol, abóbora, linho
- Família do feijão
- Peixes e crustáceos
- Queijos e ovos
- Chá, café, cacau
- Especiarias: cerefólio, coentro, salsa, manjericão, endro, estragão, açafrão, páprica

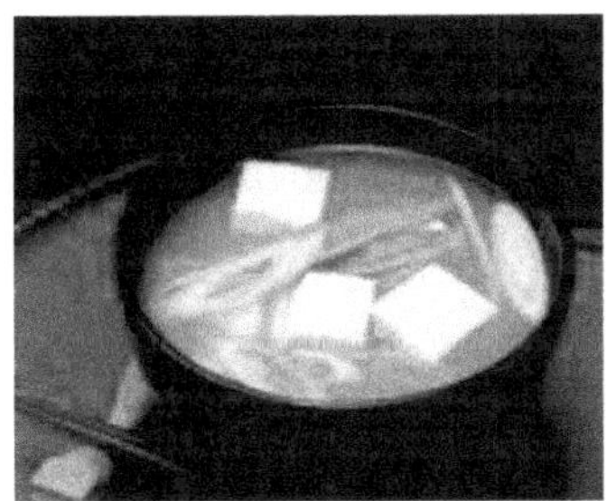

Vegetais marinhos

De acordo com um estudo da McGill University de 1964 publicado no *"Canadian Medical Association Journal"*,[4] o alginato de sódio da alga marinha reduziu a absorção do estrôncio radioativo nos intestinos em 50 a 80 por cento.

---

[4] Skoryna SC et al, "Intestinal Absorption of Radioactive Strontium," *Canadian Medical Association Journal* 191: 285-88, 1964.

O alginato de sódio permite que o cálcio seja absorvido através da parede intestinal enquanto se liga com a maior parte do estrôncio radioativo, que é excretado para fora do corpo.

<u>Portanto, armazene bastante algas secas, que têm uma vida útil longa e podem ser facilmente adicionadas às sopas e saladas, bem como aos outros alimentos.</u>

Alguns dos vegetais marinhos mais populares para o consumo são as algas arame, wakame e kombu. Pesquisadores canadenses descobriram que os vegetais marinhos contém uma substância polissacarídica que se liga seletivamente ao estrôncio radioativo ajudando a eliminá-lo do corpo.

Em experimentos de laboratório, o alginato de sódio preparado a partir das algas marinhas, kombu e outras algas marrons das costas do Atlântico e do Pacífico foi introduzido em ratos junto com estrôncio e cálcio. A redução das partículas radioativas na absorção óssea, medida no fêmur, chegou a 80%, com pouca interferência na absorção do cálcio.

O estudo concluiu: *"A avaliação da atividade biológica de diferentes algas marinhas é importante devido ao seu significado prático na prevenção da absorção dos produtos radioativos da fissão atômica, bem como em seu uso como possíveis descontaminantes naturais"*.[5]

A Comissão de Energia Atômica recomenda, para proteção máxima contra envenenamento radioativo para humanos, tomar um mínimo de 90 gramas de vegetais marinhos por semana ou 10 gramas (duas colheres de sopa) por dia de suplementos de alginato de sódio.

Durante ou após a exposição à radiação, a dosagem deve ser aumentada para duas colheres de sopa cheias de alginato quatro vezes ao dia para garantir um suprimento contínuo no trato gastrointestinal. Pode haver um problema raro de constipação, mas isso pode ser evitado se o alginato de sódio for adicionado ou misturado com gelatina de frutas. O ágar, derivado do alginato de sódio nas algas marinhas, é uma substância segura e não tóxica que pode ser usada como agente espessante ou gelatina.

---

[5] Y. Tanaka et al., "Studies on Inhibition of Intestinal Absorption of Radio-Active Strontium," Canadian Medical Association Journal 99:169-75, 1968.

Sopa Anti-Radiação

<u>Receita:</u>

120 gramas de tofu, cortado em cubinhos
30 gramas de kombu ou nori, cortadas em tiras
3 xícaras de água purificada
1 colher de sopa de pasta de missô (ou a gosto)
1 limão
1 ½ xícaras de arroz integral cozido
1 colher de sopa de óleo de gergelim torrado (opcional)
Cebolinha verde picada a gosto (opcional)
Coentro verde picado a gosto (opcional)

<u>Como fazer:</u> Adicione o tofu e a alga marinha (nori ou kombu) à água fervente e cozinhe por alguns minutos. Misture um pouco de pasta de missô para dar sabor (não ferva o missô), adicione suco de limão e os ingredientes opcionais, se desejar, tampe e deixe descansar por 15 a 20 minutos. Sirva com arroz integral, comido separadamente ou misturado na sopa.

Este prato macrobiótico demonstrou reduzir a doença da radiação após o bombardeio de Hiroshima e provavelmente nos protegerá de alguns dos efeitos perigosos dos raios-x e da exposição aos metais.

Os açúcares e os doces foram proibidos porque suprimem o sistema imunológico!
Por causa dessa dieta, que era rica em vegetais marinhos, o Dr. Akizuki salvou todos em seu hospital, enquanto muitos outros sobreviventes pereceram devido às doenças da radiação.[6]

Caçarola Super Nutritiva Anti-radiação #1
Uma caçarola que vai proteger contra a radiação e é rica em vegetais marinhos é recomendada abaixo, são dois menus:

---

[6] Tatsuichiro Akuziki, MD Nagasaki 1945, London Quarter books, 1981

1 xicara de arroz basmati marrom

1 ½ xicara de água

½ xicara de lentilhas vermelhas

1 colher de chá de tempero italiano

1 colher de sopa cada:

Flocos de nori

Alface do mar

Granulado Gigartina

Ou qualquer outra combinação de algas secas

Como fazer: Adicione todos os ingredientes em uma panela ou panela de arroz e cozinhe até ficar macio. Adicione mais água conforme e quando necessário.

Caçarola Super Nutritiva Anti-Radiação #2

Ingredientes:

2 xícaras de água

2 xícaras de cogumelos silvestres picados (shiitake, portobello, morels, chanterelles, etc.)

1 maço de aspargos orgânicos picados em pedaços de 1,5 cm

1 cebola média picada

2 dentes de alho picados

1 colher de sopa de Earth & Sea Greens (Formula fermentada de proteínas de plantas)

Pimenta a gosto (vermelha ou preta)

1 colher de sopa cada:

flocos de nori

Alface do mar

Granulado de Gigartina

Ou qualquer outra combinação de algas secas

Como fazer: Em uma frigideira grande, adicione a água, o sal e as algas. Cozinhe para distribuir o sabor (cerca de 2 minutos). Adicione os cogumelos picados, os aspargos, a cebola e o alho. Cozinhe até ficar macio. Adicione o arroz a gosto à mistura dos vegetais/cogumelos. Misture bem.

Vegetais marinhos, um salva-vidas

Em seu livro, *"Fighting Radiation with Foods, Herbs and Vitamins – Combatendo a Radiação com Alimentos, Evas e Vitaminas, tradução livre"* (East-West Health Books, 1988) Steven Schecter, ND diz:

> *"Não há família de alimentos mais protetora contra a radiação e os poluentes ambientais do que os vegetais marinhos... os vegetais marinhos podem impedir a assimilação de diferentes radionucleotídeos, metais pesados como o cádmio e outras toxinas ambientais."*

JF Stara também mostrou que o alginato de sódio reduziu significativamente a quantidade de estrôncio radioativo nos ossos dos gatos. Stara relatou que o estrôncio radioativo dos ossos foi ressecretado para os intestinos, ligado pelos alginatos, neutralizado e depois excretado através das fezes:

> *"A poluição química no ar, no solo e na água é particularmente grave, uma vez que os poluentes entram na cadeia alimentar e sua absorção pelo corpo pode ser perigosa... Nossa pesquisa mostrou que o alginato pode se ligar ao estrôncio radioativo... e se liga também com outros poluentes metálicos, como excesso de bário, cádmio e zinco".*

Uma combinação de alginato de sódio e pó de casca de ovo também foi usada na Rússia para prevenir os danos causados pela radiação em crianças expostas ao césio-137[7]; mais uma vez comprovando a eficácia do ingrediente. Yukio Tanaka et. al. relatou o seguinte:[8]

---

[7] Sukhanov, BP, et al. "Medical and biological evaluation of new food products for children exposed to excessive radiation." *Gig Sanit*, 1994 setembro-outubro; (8):24-26

[8] Y. Tanaka, D. Waldron-Edward e SC Skoryna. "Studies on inhibition of intestinal absorption of radioactive strontium. VII. Relationship of biological activity to chemical composition of alginates obtained from North American seaweeds. " Can Med Assoc J. 1968 27 de julho; 99 (4): 169–175.

"A avaliação da atividade biológica das diferentes algas marinhas é importante devido ao seu significado prático na prevenção da absorção dos produtos radioativos da fissão atômica, bem como em seu uso como possíveis descontaminantes".

Em 1974, um relatório foi publicado por Yamamoto et. al. no *Japanese Journal of Experimental Medicine*, onde os cientistas relataram que várias variedades de **Kombu Mojaban** (vegetais marinhos comuns consumidos na Ásia e tradicionalmente usados como decocção para o câncer na medicina tradicional chinesa) foram eficazes no tratamento de tumores em experimentos em laboratório:

Em três das quatro amostras testadas, as taxas de inibição de sarcomas implantados em camundongos variaram de 89% a 95%.

Na verdade, os pesquisadores relataram que *"o tumor sofreu regressão completa em metade dos camundongos em cada grupo tratado"*. Experimentos semelhantes em camundongos com leucemia também mostraram resultados promissores.

Parece que todos os tipos de algas marinhas podem ajudar após o envenenamento por radiação.

A maioria das algas marinhas é uma fonte nutricional muito boa de iodo-127, que é a forma do iodo que a nossa glândula tireoide precisa para seu bom funcionamento. Ryan Drum, Ph.D., aponta que a **bladderwrack** (uma espécie de Fucus) fornece diiodotirosina (DIT), que é um precursor da formação dos hormônios tireoidianos essenciais, a Tiroxina (T-4) e a Triiodotironina (T-3). Ao fornecer os precursores imediatos para o T-4 e o T-3, a Fucus parece particularmente eficaz no tratamento do hipotireoidismo e do hipertireoidismo de Graves.

Outros Alimentos Radioprotetores

Beterraba – Foi demonstrado que a beterraba reconstrói a hemoglobina do sangue após a exposição à radiação. Ratos alimentados com uma dieta de 20% de polpa de beterraba foram capazes de prevenir a absorção do césio-137 de 97% a 100% mais efetivamente do que os ratos que não receberam a beterraba.

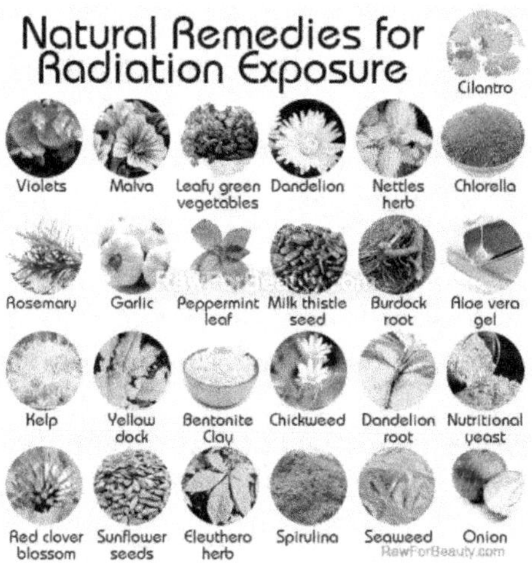

Levedura nutricional seca e cultivada no sistema Primary-Grown – Além de possuir vitamina E, também contém os ácidos nucléicos RNA e DNA, ambos os quais demonstraram ter qualidades radioprotetoras. Demonstrou também que ajuda a reconstruir e a regenerar as células danificadas pela radiação e a produzir alívio do envenenamento por radiação com seus muitos sintomas adversos.

Alho - O alto teor de enxofre do alho apoia os sistemas antioxidantes naturais como a glutationa. O extrato de alho protege os glóbulos vermelhos dos danos da radiação por um mecanismo relacionado à glutationa. Em camundongos, o extrato de alho evitou danos por radiação nos cromossomos e nas células vulneráveis da medula óssea.

Cebola – A cisteína, presente na cebola, se liga e desativa tanto os isótopos radioativos quanto os metais tóxicos, como cádmio, chumbo e mercúrio. O enxofre presente na cisteína ajuda os rins e o fígado a desintoxicar o corpo.

Spirulina – Após o incidente de Chernobyl em 1986, o Institute of Radiation Medicine em Minsk provou que as crianças desenvolveram sistemas imunológicos aprimorados, com contagens de células T e problemas com a radioatividade reduzidos quando tomaram 5 gramas de espirulina por dia durante 45 dias. A Spirulina pode ser encontrada na maioria das lojas de produtos naturais.

Chlorella – É uma das algas mais amplamente estudadas e foi descrita como tendo o maior teor de clorofila. Estudos em animais indicam que uma dieta rica em clorofila aumenta a sobrevivência após doses letais de radiação. Estudos que datam da década de 1950, incluindo um estudo do Exército dos EUA, confirmam essas descobertas. Segundo Roy Upton, diretor da American Herbal Pharmacopeia, o uso da chlorella foi desenvolvido pela primeira vez pelos japoneses como antídoto e tratamento contra a radiação atômica. A Chlorella e clorofila líquidas também podem ser encontradas na maioria das lojas de produtos naturais.

Legumes Brassicas e vegetais com alto teor de beta caroteno – Pesquisadores do câncer descobriram que todas as plantas da família das Brassicas protegem suas células dos efeitos prejudiciais da radiação. O beta caroteno também foi pesquisado e descobriu-se que tem efeitos radioprotetores. Um estudo realizado em mais de 700 crianças expostas à radiação de Chernobyl descobriu que as dietas ricas em carotenos reduziram significativamente os danos ao DNA daqueles expostos à radiação. O beta caroteno natural protege contra a oxidação lipídica e atua como um radioprotetor antioxidante dos ácidos graxos.

Os vegetais da família Brassica incluem brócolis, couve de Bruxelas, repolho, couve-flor, rutabaga, nabos, brócolis ramoso (raab), agrião-de-jardim, agrião, couve, couve-rábano, mostarda e bok choi. O beta caroteno pode ser encontrado em quantidades concentradas nos alimentos como a batata-doce, a cenoura, a couve, o espinafre, o nabo, a abóbora, o coentro, o tomilho fresco, o melão, a alface romana e o brócolis.

Feijão e lentilha – Esses alimentos têm altas concentrações de nucleotídeos. Os nucleotídeos são os blocos de construção que compõem o RNA e o DNA. Os nucleotídeos também realizam várias funções críticas necessárias para a replicação celular, bem como neutralizam as toxinas, aumentam o metabolismo celular, melhoram a resposta e a eficiência do sistema imunológico, aumentam os efeitos dos antioxidantes e aumentam a capacidade do corpo de se curar e se reparar. Outros alimentos ricos em nucleotídeos incluem a espirulina, a chlorella, as algas, o levedo, as sardinhas, o fígado, as anchovas e as cavalas.

Potássio, magnésio, cálcio e os alimentos ricos em minerais – o césio (um dos elementos radioativos liberados pela arma nuclear) será reconhecido pelo organismo como se fosse o potássio, portanto, uma deficiência em potássio tenderia a torná-lo mais receptivo aos perigos radioativos representados pelo césio, de acordo com Ingrid Naiman. A regulação do potássio é afetada pelo magnésio, e o magnésio e o cálcio precisam estar em equilíbrio adequado. O cálcio também diminui significativamente a quantidade do estrôncio 90 absorvido pelos ossos.

Os alimentos ricos em potássio incluem os damascos, o abacate, a banana, o melão cantalupo, o melão honey dew, o kiwi, o feijão, o leite, a laranja, a batata, a ameixa, o espinafre, o tomate e a abóbora. As verduras como o espinafre e a acelga, as nozes e as sementes como as de abóbora, de girassol e de gergelim, e os feijões como o preto e o azul marinho, são boas fontes de magnésio na dieta. A maioria dos alimentos acima também contém cálcio, especialmente os vegetais folhosos verde-escuros, junto com o queijo, o peixe e o iogurte.

Ácidos graxos, como óleo de fígado de bacalhau e o azeite – Dois estudos da Espanha (Ilbanez e Castellanos) mostraram que o azeite protegeu totalmente os ratos contra as doses crescentes de irradiação prejudicial de raios-X. Outra pesquisa mostrou que, em termos de radiação, os camundongos expostos às grandes doses de radiação sobreviveram cerca de 50% a 100% mais do que o normal se alimentados com óleo de fígado de bacalhau.

Evite açúcares, doces e trigo – Estes, provavelmente, não precisam de muitas explicações, mas vou resumir dizendo que após a exposição à radiação, a última coisa que você quer fazer é comer alimentos que comprovadamente diminuem sua função imunológica.

Alimentos ricos em pectina - como as cenouras, as sementes de girassol e as maçãs demonstraram ajudar a impedir que os poluentes sejam assimilados.

De acordo com Sayer Ji do GreenMedInfo.com:

> *"Enquanto a maior parte do foco está no iodo 131 radioativo, que representa um risco imediato à saúde por 16 dias, o césio 137 permanece radiotóxico por 60 anos e se acumula no topo da cadeia alimentar, onde nós (humanos) nos encontramos precariamente*

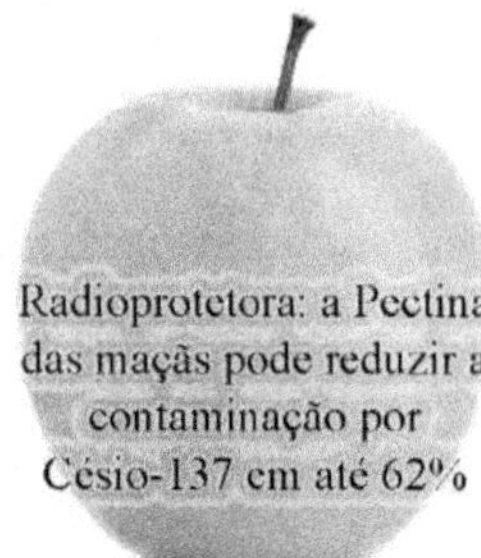

Prescrição em 3 partes para proteção contra radiação

1. **Coma alimentos integrais:** As fibras polissacarídicas (carboidratos de cadeia longa) nos alimentos integrais são como uma supercola que se liga aos metais pesados e às toxinas radioativas, tornando essas toxinas impossíveis de serem absorvidas pelo intestino. Esta fibra insolúvel retém as toxinas a reboque, passando-as inofensivamente pelas fezes. <u>"Sim" ao arroz integral, "Não" ao arroz branco</u>.

2. **Coma vegetais marinhos:** As algas marinhas são, de longe, o melhor alimento radioprotetor. É notavelmente rico em polissacarídeos e antioxidantes, fortalece o sistema imunológico e é a melhor fonte alimentar de minerais e oligoelementos. E aqui está o mais incrível: *eles também protegem você da radiação ambiental.*

Se a sua tireoide estiver deficiente em iodo, ela absorverá iodo radioativo (I-131) do ar, da água ou dos alimentos. O consumo frequente de algas marinhas atende às suas necessidades básicas de iodo e torna os locais receptores em sua tireoide incapazes de absorver o iodo radioativo (I-131).

3. **Apoie seu sistema com outros alimentos radioprotetores:** Os principais alimentos são: o missô, os cogumelos, a bardana, o coentro, a pectina, a espirulina, a clorela, o pólen de abelha e os vegetais da família do repolho.

Três vezes ao dia, desfrute de refeições preparadas na hora, feitas com ingredientes integrais, não refinados. Em cada refeição, certifique-se de ter proteínas e gorduras adequadas (e tente incluir um pouco de algas marinhas). Se uma refeição estiver deficiente em proteínas ou gorduras, você provavelmente irá comer carboidratos demais, e carboidratos em excesso são problemáticos. Com esta dieta nutritiva, é fácil excluir os produtos da panificação, os alimentos embalados, os grãos refinados e os açúcares. Esses alimentos modernos não satisfazem completamente e nem fornecem sequer uma proteção básica.

Referências:

Miso Health Promotion Committee www.miso.or.jp/misoe/index/html

Shurtleff W, and Aoyagi A. The Book of Miso. Autumn Press. 1976.

Ito A, Gotoh T, and Fujimoto T. Chemoprevention of cancer by miso and isoflavones. J Toxicol Pathol. 11: 79–84. 1998. [CrossRef]

Akizuki T. Health Condition and Diet. Kurie press, 1980 (in Japanese).

Hiromitsu Watanabe. Beneficial Biological Effects of Miso with Reference to Radiation Injury, Cancer and Hypertension. J Toxicol
Pathol., 2013; 26: 91–103.

Watanabe H, Takahashi T, Ishimoto T, and Ito A. The Effect of miso diet on small intestinal damage in mice irradiated by X-ray. Miso Tech Sci. 39: 29–32. 1991; (in Japanese).

CAPÍTULO 7

DETOXIFICAÇÃO DE RADIAÇÃO

A naturopata e quiroprática, a Dra. Hazel Parcells popularizou os banhos terapêuticos para desintoxicação por radiação. Seu protocolo sugerido era:

> *"Dissolva 450 gramas de sal marinho ou sal-gema e 450 gramas de bicarbonato de sódio em um banho quente, o mais quente possível, e mergulhe na água até que o banho esfrie. Isso geralmente leva cerca de 20 a 25 minutos. Depois não tome banho ou enxágue o sal do corpo por 4 a 8 horas."*

Uma das chaves para este protocolo é garantir que a água esteja quente para começar e que você permaneça na água até que esfrie. É a mudança de temperatura que ajuda a tirar as toxinas do corpo. A Dra. Parcells afirmou que o melhor horário para esse tipo de banho é à noite, quando o corpo está naturalmente voltado para a desintoxicação. Um banho por dia era sua recomendação para os sintomas agudos do envenenamento por radiação.

Banhos de argila

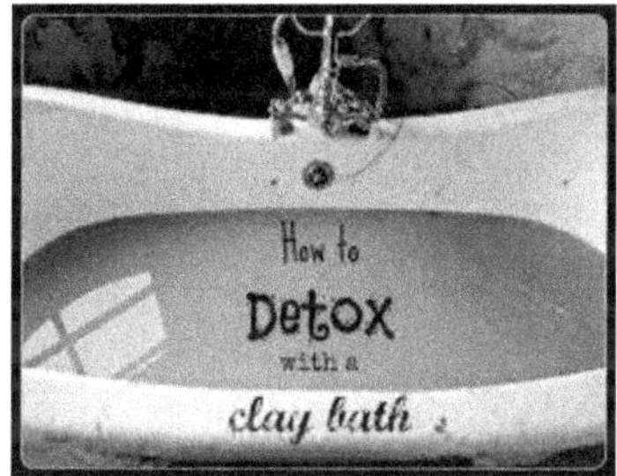

A ideia por trás dos banhos de argila é semelhante. A argila tem um incrível poder de atração, absorção e adsorção (adsorção é o processo pelo qual as substâncias aderem à superfície externa do meio adsorvente. A absorção é um processo muito mais lento do que a adsorção. Aqui, a argila age mais como uma esponja, atraindo as substâncias para o seu interior e estrutura interna).

Raymond Dextreit, o naturopata francês que popularizou a cura com argila em seu país, diz que a argila *"transcende suas propriedades puramente físicas. A maioria dos venenos do corpo são carregados positivamente, enquanto a argila tem uma atração elétrica negativa. Essas toxinas não resistem a serem atraídas para a argila."*

Existem muitos tipos de argila que podem ser usados em banhos terapêuticos para fins de desintoxicação. A Bentonita, a Montmorilonita de Cálcio, a Argila do Jordão ou a Argila Verde Francesa são apenas algumas delas.

O Dr. Jensen, ND, DC, Ph.D., sugere o uso da bentonita para absorver a radiação dos ossos. A bentonita é provavelmente a mais comumente usada das argilas terapêuticas, mas existem cerca de 200 tipos diferentes de bentonita e muitas delas têm alto teor de alumínio. A pascalita (bentonita de cálcio) é uma das bentonitas mais recomendadas, em parte devido ao seu baixo teor de alumínio. Sugere-se tomar o banho de argila não mais do que uma vez por semana.

Propriedades da Argila e Desintoxicação

Embora o estudo do consumo da argila tenha revelado o potencial para benefícios digestivos e nutricionais, os cientistas acreditam que as evidências mais conclusivas apontam para a desintoxicação como o principal benefício da argila ao longo da história humana. A sua utilização parece ser emprestada e partilhada por numerosas espécies animais, atestando a sua prática não como uma anomalia ou comportamento aberrante, mas sim como uma verdadeira prática adaptativa que contribui para a sobrevivência e a evolução.

Um exemplo do reino animal é o uso de argila por espécies animais que regularmente procuram uma grande variedade de alimentos, muitas vezes de toxicidade variável. Os pesquisadores descobriram que a ingestão de argilas por espécies de pássaros, ratos e primatas, possibilita uma alimentação diversificada sem sofrer os efeitos tóxicos das substâncias consumidas. A estrutura química das argilas de barro determina sua adequação como desintoxicante.

Em culturas de todos os continentes, antropólogos e mineralogistas documentaram e comprovaram o uso de argilas para reduzir a biodisponibilidade das toxinas vegetais dos alimentos e torná-los mais comestíveis.

Essas práticas são conhecidas por terem sido usadas por culturas nativas da atual Bolívia, do Peru e do Arizona para eliminar o amargor das batatas silvestres e evitar as dores de estômago e os vômitos, evidenciadas em laboratório pela capacidade da argila de adsorver os glicoalcalóides encontrados nas espécies de batata.

Também está documentada a prática de assar argila com farinha de bolota em pães, usada historicamente entre os povos da atual Califórnia, da Sardenha e da Suécia. Ao examinar a mineralogia das argilas do pão de bolota, um estudo publicado no American Journal of Clinical Nutrition apoia a eficácia das argilas como adsorventes de toxinas e como contribuintes de oligoelementos para a dieta. Verificou-se que sua função reduz a toxicidade das bolotas em até 77% e fornece potencialmente 38% da quantidade diária recomendada de cálcio para adultos.

Da mesma forma, os pesquisadores do laboratório do Departamento de Ecologia e Evolução da Universidade de Chicago demonstraram recentemente a capacidade da argila de caulim de adsorver três toxinas químicas comumente ingeridas usando uma técnica sofisticada de modelagem do sistema digestivo humano. Verificou-se que a argila adsorve e, assim, reduz a toxicidade do ácido tânico e do quinino em 20% a 30%. Os pesquisadores observaram que, em um sistema humano verdadeiro, o efeito poderia ser ainda maior devido à capacidade da argila de retardar o movimento do processo digestivo, permitindo maior absorção dos nutrientes e maior adsorção das toxinas.

Como funciona a argila bentonita

A argila bentonita às vezes é chamada de argila curativa "verde". É criada naturalmente a partir da combinação dos minerais das cinzas vulcânicas chamados montmorilonita e água do oceano. Dependendo da fonte, a argila bentonita é carregada com minerais naturais, como o potássio, o cálcio e sódio. Quando a bentonita fica molhada, ela se expande, como uma esponja.

No entanto, em vez de absorver as toxinas da mesma forma que uma esponja, a argila bentonita funciona mais como um ímã. Esse processo é chamado de *adsorção*, que se escreve com a letra "d". A argila bentonita adsorve porque carrega cargas negativas e positivas em suas superfícies e bordas. As toxinas são atraídas para a bentonita como ímãs, ligam-se aos produtos químicos da argila e são transportadas para fora do corpo nos pequenos espaços criados quando a argila é molhada.

Argila bentonita retém os íons radioativos

De acordo com um estudo de 2006 publicado na *Radiation Protection Dosimetry*, que foi realizado por uma equipe de cientistas liderada por Correcher, intitulado "*The Thermal Stability of the Thermoluminescence Trap Structure of Bentonite - A estabilidade térmica da estrutura da armadilha da termoluminescência da bentonita, tradução livre*", a argila bentonita foi estudada por causa de sua capacidade conhecida de quebrar ligações, formar íons hidrolisados e reações redox.

Em outro estudo científico, a argila bentonita foi testada para determinar sua eficácia na redução da irradiação gama de alta energia da adenina. De acordo com os químicos da Duke University, a adenina é uma das moléculas orgânicas mais importantes encontradas no corpo humano. A adenina é uma parte integrante do DNA humano, do RNA e do ATP. Neste estudo, publicado na *Cellular and Molecular Biology*, 2002, a adenina irradiada se recuperou muito mais rapidamente em sistemas contendo argila do que naqueles que não continham.

Os resultados mostraram que a argila bentonítica atua como um protetor na superfície da adenina contra a radiação.

Outros usos tradicionais para a argila bentonita

Tomada por via oral, a argila bentonítica é usada para desintoxicar o sistema digestivo, eliminar parasitas intestinais, fortalecer o sistema imunológico e combater os radicais livres. Também ajuda a remover os metais pesados do corpo e auxilia no processo de desintoxicação do fígado. Usada externamente, a argila bentonita costuma ser o ingrediente principal nas compressas, nos pacotes de argila e nas máscaras faciais.

Húmica / Fúlvica

O humates reforça o sistema imunológico. Dr. Daryl See, MD, ex-imunologista da University of California Irvine Medical School, sugere que os humanos fazem com que o sistema imunológico reconheça suas próprias células mortas, reduzindo assim a infecção.

A Baylor Medical School está atualmente pesquisando o humates aplicados tanto topicamente quanto internamente para reduzir as infecções em vítimas de queimaduras.

Os cientistas russos estão usando o mesmo princípio para o tratamento das doenças causadas pela radiação. Verificou-se que o humato de sódio aumenta o tempo de vida dos ratos expostos a doses letais de radiação de cobalto (*Effect of sodium humate on animals irradiated with lethal doses - O efeito do humato de sódio em animais irradiados com doses letais, tradução livre (Pukhova, G. et al, 1987)*.

Bicarbonato de sódio (Baking Soda)

O Dr. Mark Sircus[9] escreveu um excelente livro sobre o bicarbonato de sódio intitulado: <u>"Sodium Bicarbonate, Nature's Unique First Aid Remedy – Bicarbonato de Sódio O Remédio Único de Primeiros Socorros da Natureza, tradução livre"</u>. Aqui estão alguns trechos de seus escritos, mas é altamente recomendável que você compre o livro também para obter mais detalhes.

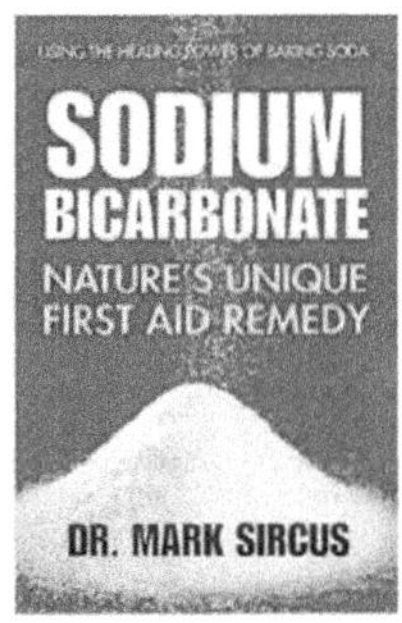

"A administração oral do bicarbonato de sódio diminui a gravidade das alterações produzidas pelo urânio nos rins. Os rins são geralmente os primeiros órgãos a sofrer danos químicos após a exposição ao urânio. Os antigos manuais militares sugerem doses ou infusões de bicarbonato de sódio para ajudar a alcalinizar a urina se isso acontecer. Isso torna o íon uranila menos tóxico para os rins e promove a excreção do complexo urânio-carbonato não tóxico".

---

[9]http://blog.imva.info/medicine/treatments-nuclear-contamination

O Dr. Mark Sircus também escreveu uma segunda edição intitulada: *Sodium Bicarbonate: Rich Man's, Poor Man's Cancer Treatment - Bicarbonato de sódio: tratamento de câncer para homens ricos e pobres, tradução livre.*

> *"Tão útil e forte é o bicarbonato de sódio que, no Laboratório Nacional de Los Alamos, no Novo México, o pesquisador Don York usou o bicarbonato de sódio para limpar o solo contaminado com urânio. O bicarbonato de sódio liga-se ao urânio, separando-o da terra; até agora, York removeu até 92% do urânio das amostras de solo contaminado. O Exército dos Estados Unidos recomenda o uso do bicarbonato para proteger os rins dos danos causados pela radiação."*

Dr. Mark Sircus continua a dizer:

> *"O bicarbonato de sódio pode remover com segurança os resíduos de tinta, de graxa, de óleo e de fumaça, diminuindo a exposição dos trabalhadores aos produtos químicos agressivos e eliminando muitos dos resíduos perigosos associados a outros produtos de limpeza. "O bicarbonato de sódio é capaz de limpar as áreas onde outras substâncias apresentam riscos de incêndio, porque o bicarbonato de sódio é um extintor de incêndio natural", diz Kenneth Colbert, gerente geral da Arm & Hammer. Esta é a razão pela qual é usado por centros de oncologia para controlar os derramamentos de agentes quimioterápicos e, na verdade, é usado por via intravenosa para proteger os pacientes da perigosa toxicidade da quimioterapia."*

> *"O urânio é um dos únicos metais que consegue se ligar significativamente ao bicarbonato. Apenas liberar muito bicarbonato através do sistema, juntamente com qualquer suporte renal que você vá usar, será muito útil, escreve o Dr. Chris Slade. Não há melhor terapia para o enjoo da radiação do que os banhos intensos de bicarbonato de sódio (baking soda) e magnésio com a argila apropriada adicionada. Até mesmo o tiossulfato de sódio pode ser adicionado a esses banhos, ele neutraliza instantaneamente qualquer cloro na água do banho, ao mesmo tempo em que fornece enxofre para as vias vitais do mesmo."*

O Bicarbonato e a Precipitação Nuclear

O Dr. Sircus continua em seu ensaio para dizer:

"Se as bombas começarem a cair em qualquer lugar da Terra, ou se você morar perto de uma usina nuclear, vai querer ter uma grande quantidade de bicarbonato de sódio à mão. Os estoques mínimos devem ser de pelo menos 25 quilos. Normalmente, recomendamos que alguém comece usando um quilo de bicarbonato em um banho, mas isso pode facilmente mudar para dois ou três quilos em uma situação de emergência. Você também precisará de muitos sais de magnésio e o melhor e mais penetrante deles é o cloreto de magnésio na forma de flocos para banho de magnésio. O sal do Mar Morto também é bom para esta aplicação porque é rico em magnésio."

"A exposição à radiação causa uma cascata de radicais livres que causam estragos no corpo. A radiação dizima o suprimento de glutationa do corpo. A nebulização é uma das melhores maneiras de aumentar rapidamente os níveis de glutationa, assim como o uso de supositórios retais de glutationa. O principal risco de câncer causado pelo óxido de urânio inalado e outras partículas radioativas transportadas pelo ar é quando as essas partículas insolúveis se alojam no fundo dos pulmões. Essa é uma boa razão para nebulizar glutationa e bicarbonato diretamente nos pulmões e devemos nos perguntar por que os governos e as autoridades de saúde não patrocinam nem divulgam isso.

O óxido de urânio pode ser inalado pelos soldados e pelos civis, ele se adere ao revestimento dos pulmões, é absorvido pelas células do sistema imunológico e atinge os gânglios linfáticos, os ossos, o cérebro, as glândulas produtoras de hormônios, os ovários e os testículos. Ele permanece nesses órgãos por muitas décadas e é excretado muito lentamente na urina. A nebulização trata topicamente os tecidos pulmonares, permitindo o melhor efeito terapêutico nos tecidos pulmonares contaminados.

Já mencionamos que os rins costumam ser os primeiros órgãos a sofrer danos químicos após a exposição radioativa, principalmente a exposição ao urânio. Vários manuais militares mais antigos sugeriram doses ou infusões de bicarbonato de sódio para ajudar a alcalinizar a urina se isso acontecer. Use o bicarbonato de sódio simples!

Aparentemente, quando o bicarbonato de sódio é administrado, ele torna o íon uranila menos tóxico para os rins e promove a excreção do complexo urânio-carbonato não tóxico. O bicarbonato é administrado por via oral em um copo d'água, e é incrível como uma substância simples encontrada em nossas cozinhas e usada para assar pães e bolos pode diminuir os efeitos tóxicos do urânio nos rins."

Outros usos do bicarbonato de sódio

O pesquisador Don York, do Laboratório Nacional de Los Alamos, no Novo México, EUA, usou o bicarbonato de sódio para limpar o solo contaminado com urânio. Aparentemente, o bicarbonato de sódio se liga ao urânio, separando-o do solo. Este método pôde remover até *92%* do urânio de amostras do solo contaminado.

"O urânio é um dos únicos metais que forma ligação significativa com o bicarbonato. Basta liberar muito bicarbonato através do sistema, juntamente com qualquer suporte renal que você usará, será muito útil", escreve o Dr. Chris Shade.

Não há melhor terapia para o enjoo da radiação do que os banhos intensos com bicarbonato de sódio (baking soda) e magnésio com a argila apropriada adicionada. Até mesmo o tiossulfato de sódio pode ser adicionado a esses banhos, ele neutraliza instantaneamente qualquer cloro na água do banho, ao mesmo tempo que fornece enxofre para vias vitais de mesmo.

HMD™

Este composto cientificamente pesquisado chamado <u>HMD</u>™ contém um composto antihomotóxico da chlorella, um fator de crescimento da chlorella e do coentro. Verificou-se que ele quela vários metais pesados, incluindo o urânio-238.[10]

---

[10]www.detoxmetals.com

Ele foi testado em ensaios duplo-cegos, controlados por placebo com 350 pessoas e recentemente passou por outros ensaios com 50 pessoas para mostrar que estava quelando o urânio-238 do corpo. O aumento percentual médio do urânio eliminado entre as amostras de cabelo examinadas antes e depois foi de 252,42%.

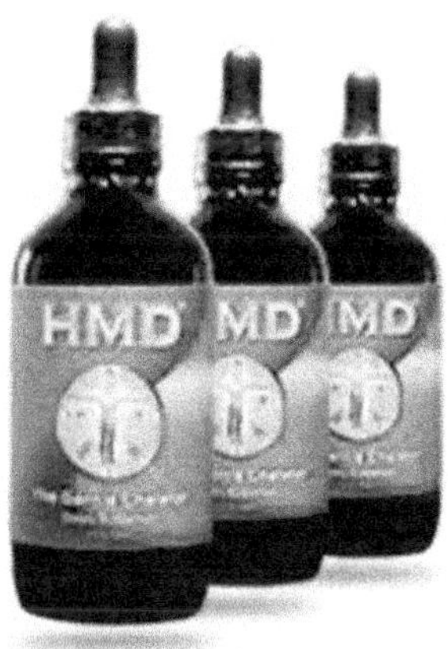

Até o momento, não há agente quelante natural conhecido por mobilizar e eliminar o urânio-238 dos tecidos do corpo, não foram feitas pesquisas para verificar se o HMD™ também pode quelar outras substâncias radioativas.

O HMD Ultimate Heavy Metal Detox Kit é uma combinação de três remédios altamente recomendados ao lidar com a exposição à radiação, o pacote contém chlorella, HMD™ e uma mistura de ervas chamada *Lavage* que protegerá os rins, o fígado, os vasos linfáticos e o sangue. É bom estocar para toda a família.

Tomar o protocolo HMD™ cerca de 2 horas antes de entrar em um banho de desintoxicação ou pedilúvio ionizante aumentará muito a quantidade de metais pesados que serão eliminados.

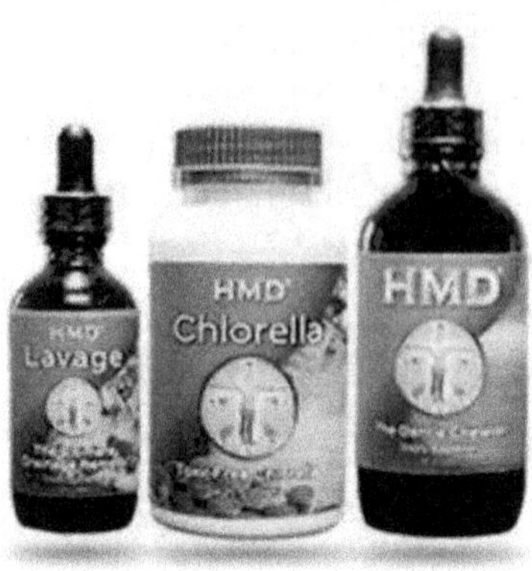

O banho de sal Epson

Aqui está o típico banho de sal Epson, uma fórmula para desintoxicar o corpo da exposição geral à radiação, do consumo de alimentos irradiados com Cobalto-60, dos raios-X e da radiação nos voos em altitudes elevadas, onde você está sujeito a altos níveis de radiação ionizante.

Dissolva 450 gramas de sal marinho ou sal-gema e 450 gramas de bicarbonato de sódio em um banho quente, o mais quente possível, e mergulhe na água até que o banho esfrie. Isso geralmente leva cerca de 20 a 25 minutos. Depois, não tome banho ou enxágue o sal do corpo por um período de 4 a 8 horas.

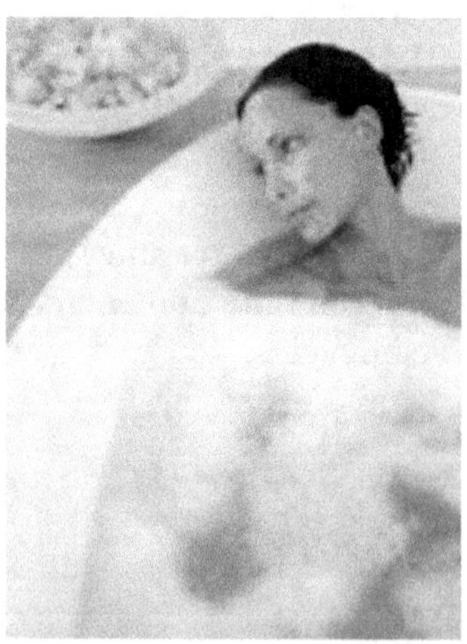

Se você for exposto a materiais radioativos de baixo grau da atmosfera, pode dissolver 2 quilos de bicarbonato de sódio em uma banheira de água quente e seguir as instruções anteriores permanecendo na água até que esfrie.

Ao tomar este tipo de banho, você também deve tomar alguns chás ou alcalinizar seu corpo, misturando ½ colher de chá de bicarbonato de sódio em um copo de água morna e beber durante o banho. Também seria uma boa ideia tomar pelo menos 45 gotas de <u>HMD (Heavy Metal Detox)</u>, três vezes ao dia para ajudar a mobilizar os metais pesados, incluindo urânio, esta é a dosagem recomendada para adultos.

Também seria uma boa ideia descarregar os metais pesados antes de ser exposto à radiação nuclear para ajudar a impulsionar o sistema imunológico e fortalecer os outros sistemas fisiológicos do corpo.

O Dr. Parcells recomenda beber um copo de 240 ml de água contendo ¼ colher de chá de sal marinho natural e ½ colher de chá de bicarbonato de sódio. De acordo com a gravidade, deveria ser bebido a cada 2 a 3 horas e cada copo deveria ser tomado com 3 comprimidos de lactato de cálcio ou hidroxiapatita de cálcio que é exatamente o mesmo cálcio que armazenamos em nossos ossos; ambos são formas muito bio disponíveis do cálcio para o nosso corpo absorver e usar.

O Sal Marinho, o Bicarbonato de Sódio e a Argila – esta é uma mistura de sal marinho e bicarbonato de sódio mencionados acima, mas com a adição de meio quilo de bentonita ou outra argila segura. Os metais pesados radioativos se ligarão à argila bentonita[11] e serão removidos do corpo.

Alguns especialistas que trabalham com isótopos radioativos usam esse método para remover a radiação do seu corpo. Para um nível anormalmente alto de exposição à radiação, você pode usar esse método três vezes por semana durante um mês.

---

[11] Barth, J., Mikalis, A.N, Harris, J.Y., Bruckner, B.H. "Evaluation of Clays as Binding Agents for Reduction of Radionuclides in Milk. Effect of Belle Fourche Betonite on excretion in lactating goats," *J. Agr. Food Chem.* 17: 1347-9 (Nov-Dec 1969).

Não misture os ingredientes dos diferentes banhos, mas siga as instruções do Dr. Parcells para um banho de cada vez. Você pode alternar os banhos em noites diferentes, se sentir necessidade de todos eles, embora, em um caso grave, você possa tomar um banho de bicarbonato de sódio pela manhã e outro à noite.

Os banhos de desintoxicação por radiação podem ser continuados até que você sinta alívio dos sintomas da radiação, embora você deva se lembrar de usar o bom senso para reduzi-los ou interrompê-los se forem muito fortes ou desagradáveis.

Não será dizer que você deve ter cuidado para não beber da água tóxica do banho, mantenha a cabeça acima da linha da água e não adicione espuma de banho, sabonete ou outros champôs que possam prejudicar o efeito de desintoxicação.

Estas são poderosas formas de desintoxicação através da pele que não devem ser subestimadas em tempos de precipitação nuclear.

Os Pedilúvios ionizantes

Existe um pedilúvio ionizante que uso no <u>Da Vinci Holistic Health Center</u>, que dirijo em Larnaca, no Chipre. O pedilúvio ionizante Focus estabelece um tipo de condição de osmose, que drena as toxinas do corpo. Quando você colocar os pés na água pela primeira vez e ativar a máquina Focus, a água estará limpa. Ao final dos 35 minutos do pedilúvio, a água terá mudado de cor devido aos resíduos celulares e as impurezas que passaram para a água.

As impurezas são retiradas do corpo, melhorando a resiliência natural do organismo. As células fotografadas sob o microscópio de campo escuro demonstram melhorias marcantes após apenas uma seção. As células flutuam livremente e são arredondadas, parecendo muito mais hidratadas e oxigenadas. As paredes celulares ficam mais claras e menos densas e trabalham com a água do seu corpo, ativando-a, energizando e equilibrando os meridianos.

O pedilúvio Focus também foi testado cientificamente quanto à sua eficácia na eliminação do mercúrio com bons resultados.

O uso regular do pedilúvio Focus pode alcançar...

- Limpeza Celular
- Anti-envelhecimento
- Sistema imunológico fortalecido
- Tez da pele mais clara
- Ativa o sistema de eliminação natural do corpo, incluindo os gânglios linfáticos
- Articulações/ Alívio da dor
- Perda de peso
- Circulação melhorada
- Estresse e Fadiga Reduzidos
- Redução do inchaço/das inflamações
- Melhora a Rigidez Articular

Quando me ofereceram o pedilúvio ionizante e detox Focus pela primeira vez, tive minhas dúvidas sobre sua eficácia. Assim, foi realizado um estudo piloto com 18 pacientes clínicos. O pedilúvio Focus mostrou claramente que pode eliminar o mercúrio dos pés. Em quase todos 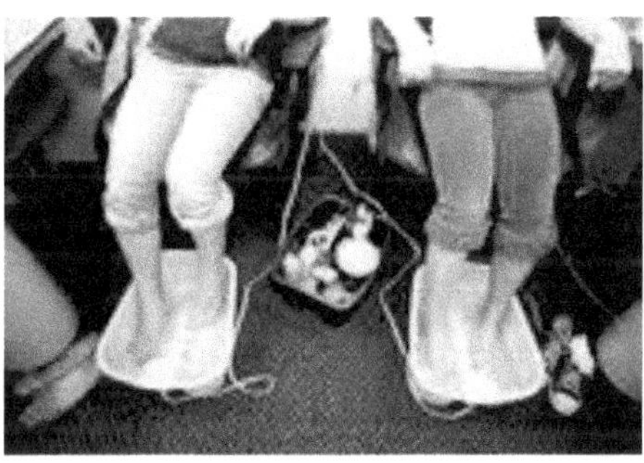 os casos, houve um aumento percentual médio na pós-amostra em comparação com a linha de base de 54,51% (intervalo de 3,25% a 157,11%).

Das 34 pessoas participantes, 16 pessoas tomaram HMD®, um agente quelante natural, uma hora e meia antes de entrar no pedilúvio. Para o grupo HMD®, o aumento percentual médio foi de 412,99%, variando de 3,10 a 4697,39%. Isso é estatisticamente maior do que o grupo que usou o pedilúvio Focus sem tomar o HMD®.

A partir dos dados preliminares, ficou claro que o pedilúvio Focus certamente facilitou a remoção do mercúrio do corpo em quase todos os pacientes testados.

O urânio-238 é eliminado pelo cabelo através dos protocolos HMD®

(heavy metal detox); até o momento, não há nenhum agente quelante natural conhecido por mobilizar e eliminar o urânio-238 dos tecidos do corpo além do HMD®.

Azul da Prússia

Para contaminação com o césio-137 e com o tálio-201, a terapia de desintoxicação mais eficaz é a administração oral de azul da Prússia (PB), que aumenta a excreção do césio radioativo por meio da troca iônica e reduz a meia-vida biológica para aproximadamente um terço do seu valor normal.

O azul da Prússia foi sintetizado pela primeira vez em 1704 por um fabricante de cores de Berlim chamado Diesbach. Foi usado como pigmento industrial e artístico, o que ainda é. O nome químico do azul da Prússia é hexacianoferrato férrico (II)[12]. Desde a década de 1960, o azul da Prússia tem sido usado experimentalmente como uma droga ingerida por via oral para aumentar a excreção dos isótopos do césio e do tálio do corpo por meio da troca iônica.

O azul da Prússia tem uma afinidade muito alta com o césio e o tálio[13]. Os íons do césio e do tálio são normalmente excretados no intestino, reabsorvidos na bile e então excretados novamente no trato gastrointestinal. O azul da Prússia administrado por via oral retém o tálio e o césio no intestino, interrompe sua reabsorção no trato gastrointestinal e, assim, aumenta a excreção fecal do tálio e do césio. O próprio azul da Prússia não é absorvido pela parede intestinal em quantidades significativas.[14]

O azul da Prússia, em cápsulas de 500 miligramas (mg), é fabricado pela HEYL Chemischpharmazeutische Fabrik GmbH & Co. KG (HEYL). HEYL usa o nome comercial Radiogardase-Cs para suas cápsulas de 500 mg de azul da Prússia.

---

[12] http://edocket.access.gpo.gov/2003/pdf/03-2597.pdf
[13] Dresow, B. et al., "In Vivo Binding of Radiocesium by Two Forms of Prussian Blue and by Ammonium Iron Hexacyanoferrate (II)," Clinical Toxicology, 31:563–569, 1993.
14 Kostial, K. et al., "Simultaneous Reduction of Radioactive Strontium, Caesium, and Iodine Retention by Single Treatment in Rats," The Science of the Total Environment, 22:1–10, 1981.

A FDA relata:[15]

"Ao chegar à nossa determinação sobre a eficácia do azul da Prússia, avaliamos os relatórios publicados de um incidente de 1987 em Goiânia, Brasil, onde aproximadamente 250 pessoas foram contaminadas com césio-137 que havia sido abandonado após o uso em uma clínica de câncer. Quarenta e seis pacientes com contaminação interna pesada foram tratados com azul da Prússia. Os dados sobre a meia-vida efetiva de corpo inteiro do césio-137 durante o tratamento e após o tratamento com azul da Prússia foram concluídos em 33 dos 46 pacientes. A meia-vida efetiva média do corpo inteiro não tratada do césio-137 é de 80 dias em adultos, 62 dias em adolescentes e 42 dias em crianças".

"O azul da Prússia reduziu a meia-vida efetiva média do corpo inteiro do césio-137 em 69% em adultos, em 46% em adolescentes e em 43% em crianças. Os dados dos artigos adicionais da literatura, incluindo um estudo de 7 voluntários humanos contaminados com doses vestigiais do césio-137 e os relatórios sobre 19 pacientes contaminados com césio-137 em outros incidentes, mostram uma redução semelhante na meia-vida efetiva do corpo inteiro após a administração do azul da Prússia.

Referências: Earth.org

Eyeton's Earth.org, "Bentonite and Healing Clays As Used In Alternative and Natural Medicine" http://www.eytonsearth.org/general-uses-clay...

PubMed.gov, "Thermal Stability of the Thermoluminescence Trap Structure of Bentonite," Radiat Prot Dosimetry. 2006:119(1-4):176-9. Epub 2006 May 30. V. Correcher, et al. http://www.ncbi.nlm.nih.gov/pubmed/16735568

Chem Duke University,
"Adenine" http://www.chem.duke.edu/~jds/cruise_chem/Ex.

PubMed.gov, "Behavior of Adenine in Na-montmorillonite Exposed to Gamma Radiation: Implications to Chemical Evolution Studies," Cell Mol Biol (Noisy-le-grand). 2002 Jul:48(5):525-8. A. Guzman, et al. http://www.ncbi.nlm.nih.gov/pubmed/12146708

Pukhova, G. G.; Druzhina, H. A.; Stepchenko, L. M.; Chebotarev, E. E. Radiobiologiia, 1987; Vol. 27; Issue 5; Pages 650-653.)

---

[15] http://www.fda.gov/Drugs/EmergencyPreparedness/BioterrorismandDrugPreparedness/ucm130337.htm

CAPÍTULO 8

REMÉDIOS RADIOPROTETORES NATURAIS

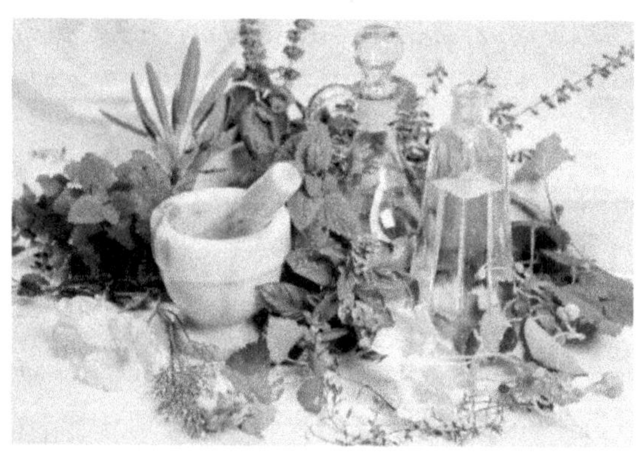

Como exatamente a radiação danifica as células e mata os tecidos vivos?

A radiação ioniza diretamente o DNA e outros alvos celulares, alterando sua composição genética. Um dos principais mecanismos que os isótopos radioativos atuam no corpo é criando uma quantidade enorme de danos causados pelos radicais livres. A pesquisa mostrou que tomar antioxidantes pode ajudar a combater esses radicais livres nocivos que atacam e danificam as paredes celulares e o DNA no núcleo das células.

A Primeira Linha de Defesa: Bloqueando a Absorção dos Elementos Radioativos

A radiação pode viajar rapidamente nas correntes de ar. Os alunos do Rensselaer Polytechnic Institute, NY, mediram a precipitação radioativa em Nova York durante testes com bombas atômicas sobre o deserto de Nevada (2.300 milhas de distância). Apenas algumas horas após a explosão, os estudantes relataram que as leituras médias de radiação nas cidades próximas eram de 20 a 100 vezes maiores. A precipitação radioativa viaja rapidamente, e é por isso que é tão perigosa.

Um dos mais voláteis de todos os elementos radioativos é o iodo-131, que pode ser absorvido pela tireoide causando câncer de tireoide. Felizmente, ele tem uma meia-vida de apenas 8 dias, então decai rapidamente.

Uma das maneiras de bloquear o iodo radioativo é usar o iodo natural em altas doses. Como a glândula tireoide fica saturada com iodo, ela não consegue absorver o iodo radioativo, portanto, esse isótopo letal é bloqueado. Vejamos exatamente como usar o iodeto de potássio para bloquear o iodo radioativo.

Iodeto de Potássio

Recentemente, as mídias e a internet ficaram repletas de relatos sobre os benefícios do uso dos comprimidos de iodeto de potássio (KI) após um incidente radioativo.

O iodeto de potássio (KI) contém 76,5% de iodo. A glândula tireoide usa o iodo presente no sangue para produzir o hormônio tiroxina, seja ele normal ou iodo-131 radioativo dos acidentes nucleares. A absorção deste último levará ao câncer de tireoide dentro de alguns anos.

Saturar sua tireoide com iodo não radioativo pode, portanto, fornecer iodo suficiente para que sua glândula tireoide fique saturada *antes que* qualquer iodo radioativo (da precipitação ou outra contaminação) se apresente.

É importante começar a tomar o KI assim que houver uma emergência com radiação, uma vez que a tireoide esteja saturada, ela absorverá apenas 1 a 2% a mais de iodo, diminuindo a quantidade de iodo radioativo nocivo absorvido.

Uma boa forma do iodeto de potássio absorvível é o Lugol a (5%), que contém iodeto de potássio e iodo juntos. Pode ser usado para desinfetar a água, bem como para limpar feridas. Além disso, também pode ser tomado por via oral para proteger a tireoide contra o iodo radioativo.

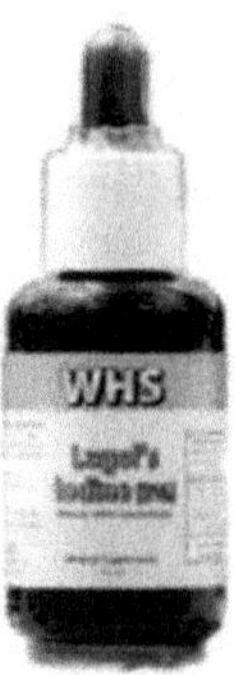

Crianças com órgãos[16] e tecidos em rápido crescimento tendem a absorver mais iodo radioativo do que os adultos, portanto terão prioridade para o KI.

Durante o acidente nuclear de Chernobyl, houve um aumento acentuado na incidência de câncer de tireoide[17] entre crianças e adolescentes na Bielo-

[16] Jacob P, Goulko G, Heidenreich WF, Likhtarev I, Kairo I, Tronko ND, Bogdanova TI, Kenigsberg J, Buglova E, Drozdovitch V, Goloneva A, Demidchik EP, Balonov M, Zvonova I, Beral V., "Thyroid Cancer Risk to Children Calculated." *Nature* 1998; 392:31-32.
17 Becker DV, Robbins J, Beebe GW, Bouville AC, Wachholz BW. "Childhood Thyroid Cancer Following the Chernobyl Accident: A Status Report." Endocrinol Metab Clin North Am 1996; 25(1): 197-211.

Rússia e na Ucrânia. Em algumas regiões, nos primeiros quatro anos após o acidente, foi observado que os casos de câncer de tireoide entre as crianças de 0 a 4 anos excederam os números esperados em 30 a 60 vezes. Isso equivale a 36,4% das crianças menores de 4 anos desenvolvendo câncer de tireoide.

Na Polônia, atingida pela nuvem radioativa de Chernobyl, o governo passou a distribuir KI para 97% das crianças (18 milhões de doses), e não houve aumento semelhante de câncer de tireoide no país.

Em outra parte da Polônia,[18] uma *estratégia protetora contra o iodo radioativo*, envolveu uma proibição agressiva de alimentos e leite contaminados com iodo.

É importante lembrar, porém, que os comprimidos de iodeto de potássio **protegem apenas a glândula tireoide e não fornecem proteção contra qualquer outra exposição à radiação!** Ele não impedirá que outros metais pesados radioativos entrem em outras partes do corpo e causem danos.

A eficácia do KI dependerá de uma variedade de fatores, incluindo:

- O tempo que uma pessoa começa a tomá-lo e por quanto tempo continua tomando
- A quantidade de iodo já armazenada na tireoide da pessoa
- Quão rápido o corpo pode metabolizar o KI
- Quanta exposição ao iodo radioativo-131 a pessoa teve.

A OMS[19] enfatiza que o uso de KI deve ser um complemento para:

1. Evacuar uma área contaminada
2. Abrigar-se de quaisquer nuvens radioativas (fechar janelas e portas, bem como selá-las com fita adesiva)

---

[18] Nauman J, Wolff J. " Iodide Prophylaxis in Poland After the Chernobyl Reactor Accident: Benefits and Risks." *Am J Med* 1993; 94: 524-532.
[19] Rubery ED. "Practical Aspects of Prophylactic Stable Iodine Usage." In: Rubery E, Smales E., 416 eds. Iodine Prophylaxis Following Nuclear Accidents: Proceedings of a Joint WHO/CEC Workshop. Oxford, Pergamon Press, 1990; 141-150.

3. Controlar os alimentos que você come, eliminando a probabilidade de comer produtos contaminados com iodo-131. Isso é crítico, pois a maioria dos alimentos expostos estará contaminada e essa é uma maneira rápida de introduzir os metais pesados radioativos em seu corpo.

Se o KI não estiver disponível, é possível obter uma dose de saturação de iodo passando o Lugol a 5% na pele até ele não ser mais absorvido.

Ken Miller[20] é um físico da saúde no Hershey Medical Center. Usando 24 indivíduos adultos saudáveis do sexo masculino, ele descobriu que um adulto poderia obter uma dose de bloqueio de iodo estável passando 8 ml de uma tintura de iodo a 2% no abdômen ou no antebraço aproximadamente 2 horas antes da contaminação com I-131.

O autor escreveu:

> *"Embora houvesse grandes variações dentro de cada grupo de indivíduos em relação aos níveis séricos do Iodo e a captação da tireoide, o aumento na concentração sérica do Iodo após a aplicação tópica foi eficaz na redução da captação de I-131 pela tireoide. Os autores concluem que, na ausência de KI, a maioria dos humanos se beneficiariam da aplicação tópica da tintura de Iodo e que, em alguns, a eficácia seria igual à do KI oral.*

Se as autoridades de saúde pública disserem para você tomar KI, tome-o o mais rápido possível após o anúncio. Você deve tomar **uma dose de 130 mg a cada 24 horas.**[21]

Não é necessário ou aconselhável tomar doses maiores do que os 130 mg diários de KI, pois a tireoide só pode armazenar essa quantidade por vez. Tomar doses maiores provavelmente causará efeitos colaterais desagradáveis.

---

[20] Effectiveness of Skin Absorption of Tincture of I in Blocking Radioiodine from the Human Thyroid Gland" from *Health Physics*, June 1989, Vol. 56, No. 6, pages 911-914.
[21]http://www.fda.gov/Drugs/EmergencyPreparedness/BioterrorismandDrugPreparedness/U CM072265

As diretrizes gerais da dosagem, conforme estipuladas pelo FDA[22] e CDC[23] são as seguintes:

- Os adultos devem tomar apenas um comprimido de 130 mg de KI em um período de 24 horas, ou dois comprimidos de 50 mg de Iodoral (KI) de manhã e à noite. Alternativamente, tomar 10 gotas 2x vezes ao dia de Lugol a 5% daria cerca de 130 mg de iodo. Isso pode ser tomado em água ou em um pouco de suco.
- Crianças entre 3 e 18 anos de idade devem tomar metade de um comprimido de 130 mg (65 mg) ou 5 gotas 2x vezes ao dia de Lugol a 5%.
- Crianças entre 1 mês e 3 anos de idade devem tomar 1/4 de um comprimido de 130 mg (32 mg) ou 2 gotas 2x ao dia de Lugol a 5%.
- Lactentes desde o nascimento até 1 mês de idade devem receber 1/8 de um comprimido de 130 mg (16 mg) ou apenas 1 gota 2x ao dia de Lugol a 5%.
- As mulheres que estão amamentando devem tomar a dose para adultos e seus bebês devem receber a dose infantil recomendada.
- As crianças que se aproximarem do tamanho adulto (pesando 68 quilos ou mais) devem tomar a dose para adultos, independentemente da idade.

É importante lembrar que tomar uma dose maior de KI, ou tomar KI com mais frequência do que o recomendado, não oferece maior proteção e pode causar doenças graves e até a morte devido às reações alérgicas.

As pessoas que têm problemas preexistentes de tireoide, como bócio, hipertireoidismo, nódulos ou foram diagnosticadas com tireoidite de Hashimoto, devem consultar um profissional de saúde antes de tomar qualquer dose de iodo.

A segunda linha de defesa: os antioxidantes

---

[22] Harrison JR, Paile W, Baverstock K. Public Health Implications of Iodine Prophylaxis in Radiological Emergencies. In: "Thomas G, Karaoglou A, Williams ED.", eds. *Radiation and Thyroid Cancer*. Singapore: World Scientific, 1999; 455-463.
[23] http://www.bt.cdc.gov/radiation/ki.asp

Como a resposta celular à radiação depende em parte dos níveis de antioxidantes, a *segunda* linha de defesa para proteger as células dos danos causados pela radiação é usar antioxidantes.

Os antioxidantes podem reduzir os danos às células saudáveis, incluindo danos aos tecidos causados pela radiação médica. Novas descobertas até mostram que alguns antioxidantes induzem a apoptose (morte celular programada) em células cancerígenas e protegem os pacientes dos efeitos colaterais dolorosos dos tratamentos com radiação.

Em resumo, para uma proteção contra a radiação, tome as vitaminas A, C, E e o mineral selênio. A vitamina E e o selênio trabalham sinergicamente para proteger as células contra a radiação, aumentando os níveis de glutationa, glutationa peroxidase e a catalase, todos antioxidantes poderosos, enquanto duplicam a degradação do peróxido tóxico e reduzem a transformação das células cancerígenas. A vitamina E diminui o dano cromossômico nas células.

Outro poderoso antioxidante é o hormônio melatonina. Na verdade, é muitas vezes mais forte que as vitaminas C e E e demonstrou ter benefícios de proteção contra a radiação.

O ácido alfa lipóico também é outro poderoso antioxidante com a vantagem adicional de ser solúvel em água e gordura, e ser capaz de proteger o sistema nervoso.

A glutationa também é útil, mas não é bem absorvida quando tomada por via oral; na forma de injeção intravenosa ou intramuscular é melhor. Também pode ser inalada usando um nebulizador doméstico. A vitamina C e a N-Acetil-Cisteína ajudam a aumentar os níveis de glutationa no corpo.

Proteção Antioxidante

Veremos isso com mais detalhes a seguir:

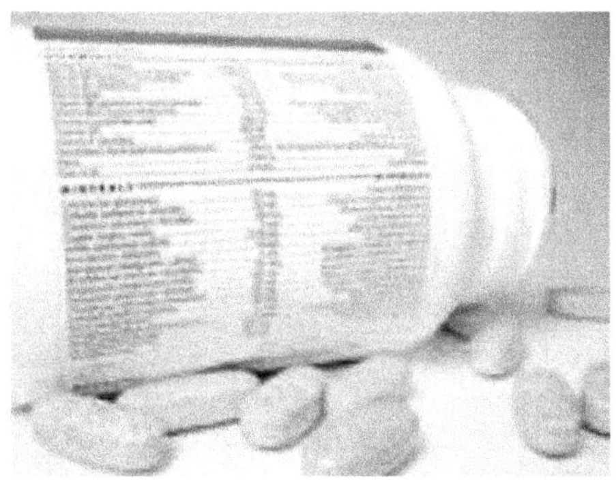

<u>Vitamina C:</u> Esta pode ser a vitamina mais importante para se ter em mãos para muitas aplicações, incluindo a proteção contra radiação. Armazene bastante vitamina C para toda a família, a que usamos é uma mistura de ascorbato de cálcio e magnésio, que é uma forma alcalina da vitamina C, muito mais suave para o estômago, os adultos podem tomar 2 cápsulas 3x vezes ao dia, dividindo mais de 3 a 4 doses ao longo do dia, o que equivale a cerca de 5.000 mg. Para as crianças, as cápsulas podem ser abertas e misturadas com suco ou água. Estes são chamados de <u>VITAMINA C</u>.

O único problema com os altos níveis de vitamina C é o desenvolvimento de diarreia à medida que o cólon absorve mais água, isso é chamado de "nível de tolerância intestinal". Se isso for alcançado, seria bom reduzir a quantidade da vitamina C até que a diarreia desapareça. A vitamina C não só protege contra a radiação, mas também repara os danos da exposição anterior. Há provas científicas abundantes para esta afirmação. [24,25]

Ácido Alfa-lipóico: Este é um poderoso antioxidante solúvel em água e gordura, estudos em animais mostraram que ajuda a proteger o cérebro, o fígado, o baço, os rins e os testículos contra a exposição à radiação.

Por várias décadas, o estado de saúde de 6.000 trabalhadores da Letônia que foram limpar a Usina Nuclear de Chernobyl foi monitorado

---

[24] **A Vitamina C e os Bioflavonóides:** Não devem ser redundantes; os pesquisadores da Harvard Medical School disseram: "O nosso experimento demostrou que a vitamina C pode prevenir os danos causados pela radiação, de alguma forma ela impede que a radiação mate as células." Seu experimento indica que a dosagem para humanos expostos à radiação intensa seria de aproximadamente 10 gramas por dia, uma mega dose.

[25] http://www.jstor.org/pss/3578715

cuidadosamente. Um estudo realizado em alguns desses trabalhadores 10 anos após o fato mostrou que 600 mg de ácido A-Lipóico por dois meses foi capaz de normalizar muitas das anormalidades de seus exames laboratoriais. De fato, o pré-tratamento com o ácido A-Lipóico demonstrou reduzir significativamente os danos causados pela exposição à radiação no cérebro.

Assim, o antioxidante de eleição é o ácido A-Lipóico, pode tomar até 3 cápsulas por dia sem quaisquer efeitos secundários adversos. Este seria um bom ponto de partida quando houver uma ameaça iminente de ser banhado por radiação nuclear ou quando houver uma exposição gradual e baixa à radiação.

Vitamina A: Em 1974, pesquisadores da Índia descobriram que a vitamina A, quando ingerida por humanos, acelerava a recuperação da radiação. Em 1984, o Dr. Eli Seifter e uma equipe de pesquisadores do Albert Einstein College of Medicine relataram que a vitamina A e o beta-caroteno neutralizaram a radiação gama parcial e total do corpo. Também melhorou a cicatrização das feridas, reduziu a perda de peso, a atrofia tímica e esplênica, o aumento adrenal, preveniu a gastro-ulceração e reduziu a diminuição anormal na formação dos glóbulos vermelhos e brancos.

A vitamina A em doses terapêuticas pode ser tomada em cápsulas de 25.000 UI, de duas a três vezes ao dia, para adultos. Durante as emergências nucleares ou em situações de crise, a exposição intensiva pode justificar até 100.000 UI, mas essa quantidade só deve ser tomada por não mais que quatro semanas.

Vitamina E: Essa foi demonstrado em experimentos realizados pelo Instituto de Pesquisa de Radiobiologia das Forças Armadas dos EUA ser eficiente para proteger todo o corpo contra a exposição à radiação.

A exposição excessiva à radiação danifica o DNA, especialmente o DNA relacionado às células-tronco hematopoiéticas (HSCs). A pesquisa mostrou que o uso de uma forma da vitamina E contendo gama tocotrienol preservou de 80 a 86% das colônias de células-tronco (HSCs) em camundongos tratados com gama tocotrienol, enquanto elas foram reduzidas em 50% nos camundongos de controle. Da mesma forma, as células progenadoras (HPCs) se recuperaram completamente em 7 dias nos camundongos tratados com a gama tocotrienol, enquanto permaneceram adoecidas por semanas em 30% dos camundongos de controle.

Outro radical livre extremamente prejudicial produzido durante a exposição à radiação é o peroxinitrito, estudos em animais mostraram novamente que a vitamina E pode reduzir os níveis de peroxinitrito, minimizando assim os danos ao DNA.

Foi demonstrado que a vitamina E aumentou a sobrevida após a irradiação quando os camundongos foram alimentados com uma dieta suplementada com três vezes a necessidade diária normal de vitamina E (dl-alfa-tocoferol) por 1 semana antes de uma dose de 8,5 Gy de radiação gama de cobalto-60 e continuou por 30 dias após a exposição. Este regime forneceu uma proteção de sobrevida de 90% e resultou em uma diminuição na hipersensibilidade do tipo retardada induzida por radiação (Srinivasan, V, 1983). Uma única injeção de vitamina E proporcionou maior proteção do que a administração através da dieta (Kumar, KS et al, 2002). O tratamento tópico ou oral dos ratos com a vitamina E aumentou a sobrevida (Felemovicius, I et al, 1995). Tanto a vitamina E quanto o ácido ascórbico reduziram a formação de micronúcleos induzida por radiação e as aberrações cromossômicas nos camundongos; a vitamina E foi mais eficaz do que o ácido ascórbico (Seifter, E et al, 1984).

Melatonina: A administração da melatonina reverteu a lesão dos órgãos causadas por oxidação, conforme avaliado por achados bioquímicos e histopatológicos, sugere-se que a suplementação com a melatonina pode trazer algum benefício contra a exposição radioativa. A melatonina protege contra os danos oxidativos induzidos pela radiação ionizante no corpo cavernoso e na bexiga urinária em ratos.[26]

A combinação de antioxidantes: Recentemente, houve um estudo muito interessante que mostrou os efeitos da combinação de vários nutrientes antioxidantes, como as vitaminas A, C e E. Kayan et al.[27] fez um estudo com técnicos de raios-X que são expostos a níveis anormalmente

---

[26] Journal of Pineal Research
[27] Kayan M, Naziroglu M, Celik O, Yalman K, Koylu H. Vitamin C and E combination modulates oxidative stress induced by X-ray in blood of smoker and nonsmoker radiology technicians. Cell Biochem Funct. 2009 Oct;27(7):424-9.

altos de radiação ao longo da vida. Como resultado, eles tendem a ter níveis mais altos de oxidação tecidual. Mas quando um grupo de técnicos de raios-X foi suplementado com vitaminas C (500 mg) e E (150 mg) diariamente durante 15 semanas, seus marcadores de oxidação tecidual despencaram e seus níveis de antioxidantes naturais (como a glutationa nos glóbulos vermelhos) aumentaram significativamente.

HMD MULTIS é uma formulação multivitamínica/mineral de alta potência, rica em antioxidantes.

Antioxidantes de Bagas

Pesquisas recentes com animais conduzidas pelo Departamento de Agricultura dos Estados Unidos mostraram que os extratos de mirtilo e morango ajudaram a prevenir danos cerebrais causados pela exposição à radiação. Curiosamente, os polifenóis de cada fruta protegem diferentes áreas do cérebro, incentivando a ingestão de uma maior variedade dietética de frutas e/ou suplementos com múltiplas frutas.

A Organização de Pesquisa e Desenvolvimento de Defesa (DRDO) tem pesquisado uma fruta silvestre chamada Sea buckthorn (Espinheiro Marítmo). O DRDO diz que a planta, encontrada nos picos nevados de Ladakh, na região do Himalaia, mostrou um potencial de proteção contra a radiação gama letal do isótopo Co-60 (cobalto).

As propriedades de radioproteção foram atribuídas à capacidade da fruta de eliminar os radicais livres induzidos pela radiação. A ação imunoestimulante da planta também previne danos às células.

A planta Aroniaberry também fornece proteção contra a doença da radiação, pois contém antocianinas de aronia.

A Terceira Linha de Defesa: Os Nutrientes Reparadores de DNA

Como mencionado anteriormente, o reparo robusto do DNA é essencial para neutralizar os efeitos negativos da radiação. Para induzir esse reparo, são necessários nutrientes de reparo do DNA. O selênio é poderoso nesta categoria; aumenta os níveis de enzimas antioxidantes nas células normais e estimula o reparo do DNA nas células. O selênio também é parte integrante da glutationa peroxidase, que destrói os peróxidos.

A floresta tropical fornece outro nutriente reparador na forma da Unha de Gato (Uncaria tomentosa), a casca interna dessa planta tem efeitos reparadores do DNA.

Um terceiro nutriente é a quercetina, um flavonoide encontrado nas cebolas e nas frutas cítricas, que é um poderoso antioxidante com efeitos protetores do DNA.

Vejamos alguns deles com mais detalhes.

Selênio: O mecanismo para os efeitos protetores relatados do selênio é provavelmente devido à sua função na síntese dos antioxidantes. A glutationa peroxidase (a principal enzima que converte o peróxido de hidrogênio em água e, portanto, previne a peroxidação lipídica) é dependente do selênio. A inibição da oxidação lipídica ou dos ácidos biliares pode ser responsável por seu papel protetor (revisado por Linder 1991:496-7).

Unha de Gato: a maravilhosa erva amazônica, também conhecida como Uncaria tomentosa ou Unha de Gato, está disponível há anos. A unha de gato protege as células contra o estresse oxidativo e inibe a expressão do gene iNOS induzida por lipopolissacarídeos, a formação de nitrito e a morte celular.

Chá preto e verde: O polifenol epigalocatequina galato (EGCG) derivado do chá verde protege os animais da radiação no corpo inteiro, bloqueando a oxidação lipídica e prolongando a vida útil. Várias fontes indicam que houve centenas que sobreviveram em Hiroshima no ponto zero e a única coisa que todos tinham em comum era beber 20 xícaras de chá verde por dia.

Quercetina: A quercetina é um tipo de flavonoide antioxidante encontrado em alimentos vegetais, incluindo as folhas verdes, os tomates, as frutas vermelhas e os brócolis. É tecnicamente considerado um "pigmento vegetal", e é exatamente por isso que é encontrado em frutas e vegetais ricos em nutrientes e coloridos. A pesquisa mostra que os alimentos anti-inflamatórios contendo quercetina ajuda a controlar vários problemas de saúde inflamatórios, incluindo as doenças cardíacas e problemas nos vasos sanguíneos, as alergias, as infecções, a fadiga crônica e os sintomas relacionados aos distúrbios autoimunes como a artrite.

A quarta linha de defesa: Os Fitoquímicos

Como a integridade dos tecidos do corpo ajuda a proteger contra os efeitos nocivos da radiação, a saúde celular é essencial. Além dos antioxidantes e dos nutrientes de reparo do DNA, a força celular é aumentada por uma ampla gama de fitoquímicos (compostos encontrados nas plantas), incluindo os flavonoides, os polifenóis, os carotenoides e os compostos organossulfurados.

Entre os Fitoquímicos promissores incluem-se o extrato de alho envelhecido, bem como as antocianinas, um composto antioxidante encontrado nos mirtilos silvestres que protege contra os danos causados pela radiação e retarda o envelhecimento celular. Os polifenóis do chá verde e o resveratrol também têm efeitos protetores antioxidantes contra a radiação.

Genestein, um composto de isoflavona encontrado na soja, também pode trazer benefícios. Os cogumelos medicinais também podem ser incluídos nesta categoria, assim como as algas verde-azuladas e outras, como a espirulina e a clorela. As algas comestíveis japonesas comuns incluem:

- Nori
- Kelp
- Hijiki
- Kombu
- Wakame
- Arame
- Dulse

Naringina: A radiação é um indutor bem conhecido dos radicais livres. Os compostos que podem eliminar os radicais livres podem reduzir os danos ao DNA induzidos pela radiação. A Naringina, um bioflavonóide predominante nas toranjas e em outras frutas cítricas, tem sido usada para eliminar os radicais livres, reduzindo assim os danos induzidos pela radiação (Mutagenesis vol. 18 no. 4 pp. 337-343, July 2003).[28] Ela pode ser tomada como **extrato de sementes de toranja.**

Não existem preparações sintéticas ou farmacêuticas que curem a radiação. No entanto, a natureza fabrica em abundância as melhores fontes de proteção contra a radiação; os compostos encontrados nas plantas que possuem proteção antioxidante e benefícios de reparo do DNA. Claro, evitar ou reduzir a exposição à radiação, em primeiro lugar, é a maneira mais sábia de evitar problemas com a radiação, mas olhar para as florestas, as montanhas altas e o oceano em busca de uma cura poderá nos dar mais respostas, especialmente quando elas forem apoiadas por evidências científicas e por dados.

Vamos agora examinar esses agentes radioprotetores naturais com um pouco mais de profundidade para entendermos como eles funcionam.

Algas verde-azuladas: A Spirulina

Quando ocorreu o desastre com o colapso do reator de Chernobyl, em 1986, na Ucrânia, aproximadamente 134 trabalhadores da usina e os bombeiros que lutavam contra o incêndio na usina foram expostos a altas doses de radiação, 80.000 a 1.600.000 mrem (800 a 16.000 mSv), e sofreram de doenças agudas provocadas pela radiação. Não apenas a Ucrânia, mas o estado vizinho da Bielo-Rússia também foi afetado. Recebeu 70% da precipitação radioativa e 23% de seu território foi contaminado com radioatividade.

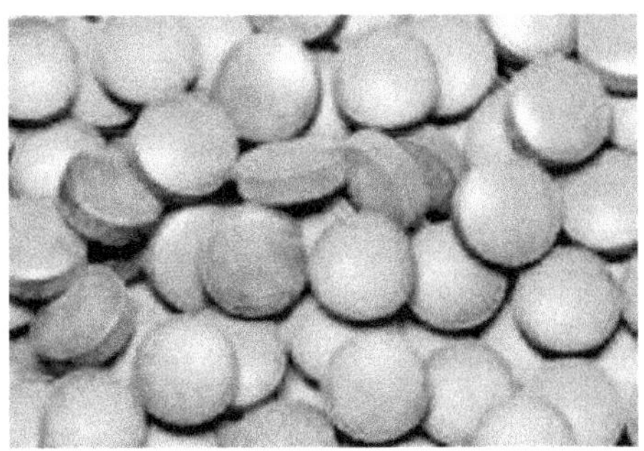

---

[28] http://mutage.oxfordjournals.org/cgi/content/abstract/18/4/337

No total, mais de 160.000 crianças[29] e 146.000 trabalhadores da limpeza foram vítimas de envenenamento por radiação que produziu altos casos de defeitos congênitos, de leucemia, de anemia, de câncer, de doenças na tireoide, da degeneração dos fluidos espinhais, do fígado e da medula óssea e dos sistemas imunológicos gravemente comprometidos.

Após o acidente da usina nuclear de Chernobyl, os russos usaram espirulina e clorela.

Alguns ensaios experimentais foram realizados com crianças tomando 5 gramas de espirulina por dia durante 45 dias. O Instituto de Medicina de Radiação em Minsk[30] descobriu que as crianças apresentaram sistemas imunológicos fortalecidos e aumentou a contagens das células T[31] com a *radioatividade reduzida*.

O Instituto também relatou a regeneração da medula óssea, dos fluidos espinhais, do sangue e do fígado. A contagem perigosamente baixa dos glóbulos brancos para cerca de 1.000, típica da leucemia, aumentou para uma média de 3.000 em 20 dias, e a espirulina produziu melhorias rápidas na saúde das crianças tratadas em comparação com as outras que não receberam a alga.

Em particular, a espirulina reduziu os níveis de radioatividade na urina em 50% em apenas 20 dias. Assim, o Instituto desenvolveu um programa especial para tratar 100 crianças a cada 20 dias com espirulina. Surpreendentemente, a restauração da saúde foi relatada mesmo quando a doença da radiação estava tão avançada que os globos oculares das crianças estavam saindo de suas órbitas. Além disso, a cura ocorreu durante a presença contínua da radiação, bem como a presença de alimentos e fontes de água contaminados por radiação.

---

[29] Belookaya T, Belarussian Comm. "Children of Chernobyl", Corres.5/31/91.
[30] L.P. Loseva and I.V. Dardynskaya. Spirulina- natural sorbent of radionucleides. Research Institute of Radiation Medicine, Minsk, Belarus. 6th Int'l Congress of Applied Algology, Czech Republic. Belarus, Sep 1993.
[31] Qishen P, Guo B, Kolman A. Radioprotective effect of extract from Spirulina platensis in mouse bone marrow cells studied by using the micronucleus test. Toxicology Letters. August 1989; 48(2):165-9.

Com base nos resultados do Instituto de Medicina de Radiação em Minsk, o Ministério da Saúde da Bielorrússia concluiu que a espirulina acelera a remoção dos radionuclídeos do corpo humano.

Em particular, a espirulina administrada para crianças com altas doses acumuladas de radionuclídeos reduziu o césio radioativo. Nenhum efeito colateral foi registrado. O Ministério da Saúde considerou a espirulina aconselhável para o tratamento de pessoas sujeitas aos efeitos da radiação e solicitou mais espirulina do exterior.

Um relatório de 1993 confirma a pesquisa de 1990/1991 com espirulina em crianças com doenças por radiação e concluiu:

> *"O uso da espirulina diminui a carga da dose da radiação recebida dos alimentos contaminados com radionuclídeos, césio-137 e estrôncio-90. A espirulina é favorável para normalizar o potencial adaptativo dos corpos das crianças em condições de radiação de baixa dose e de longa duração."*

Há também um relatório afirmando que as crianças de 3 a 7 anos em Beryozovka também sofreram com a radioatividade liberada pelo acidente de Chernobyl. As crianças também foram vítimas de envenenamento por chumbo devido à presença de uma forte indústria local de vidro com chumbo. Quando a espirulina foi dada a 49 dessas crianças por 45 dias, os médicos descobriram que os supressores das células T e os hormônios benéficos aumentaram. Em 83% das crianças, a radioatividade da urina voltou a diminuir.

Talvez os efeitos radioprotetores da espirulina e de outras algas possam ser atribuídos aos seus altos níveis dos compostos de metalo-tionina, que os cientistas acham que podem retirar os metais radioativos do corpo e proteger contra os danos causados pela radiação.

Pesquisas apresentadas no Japão mostraram que a metalo-tionina se combina com os metais pesados radioativos e os elimina do organismo.[32]

---

[32] Matsubara et al. Radioprotective effect of metallo-thionine, presented at Radial Rays Conference, Tokyo Japan 1985.

Uma pesquisa realizada na China em 1989 também mostrou que o extrato de spirulina teve um efeito protetor positivo contra a radiação gama.[33]

Chlorella: Outra alga que demonstrou em pesquisas ter funções radioprotetoras[34] é a Chlorella Orgânica (livre de tóxicos). O núcleo da Chlorella contém o **fator de crescimento da chlorella** (CGF), que é muito rico em nucleopeptídeos, que têm um efeito protetor sobre o núcleo e o DNA da célula. A clorofilina,[35] um composto encontrado na chlorella, também demonstrou em pesquisas poder proteger contra os danos ao DNA.

Experimentos científicos descobriram que o CGF tem poderosos efeitos rejuvenescedores no DNA[36] das células devido aos seus ácidos nucléicos, RNA e DNA, e alto teor de nucleotídeos.

Vários anos atrás, os médicos japoneses também descobriram que dar chlorella para pacientes com câncer passando por radioterapia ajudou a **prevenir a leucopenia**, que é uma queda repentina na contagem dos glóbulos brancos e um grande problema com a doença da radiação!

A quinta linha de defesa: Os Ácidos graxos

Os ácidos graxos são basicamente diferentes tipos de gorduras encontradas nos peixes, nas sementes e nas nozes. Eles são críticos para a construção de todas as membranas celulares, além de atuar como anti-inflamatórios naturais no corpo.

O óleo de fígado de bacalhau e o óleo de linhaça foram pesquisados e demonstraram ter um efeito radioprotetor.

---

[33] Qishen P, Kolman et al. Radioprotective effect of extract from spirulina in mouse bone marrow cells studied by using the micronucleus test, Toxicology Letters 1989; 48: 165-169.

[34] Rotkovska D, Vacek A, Bartonickova A. The radioprotective effects of aqueous extract from chlorococcal freshwater algae (Chlorella kessieri) in mice and rats.

[35] Kumar S et al. Inhibition of radiation-induced DNA damage in plasmid pBR322 by chlorophyllin and possible mechanism(s) of action. Mutation Research. March 1999; 425(1):71-9.

36 Qishen, P. et al. Enhancement of endonuclease activity and repair DNA synthesis by polysaccharide of spirulina. 1988. Pub. in Chinese Genetics Journal, 15 (5) 374-381.

Um estudo da Escola de Medicina de Pearlman na Universidade da Pensilvânia revelou as propriedades de proteção contra radiação das sementes de linhaça. Os pesquisadores observaram que a proteção oferecida pelas sementes de linhaça incluía até a reparação dos tecidos após a exposição à radiação. O estudo foi publicado na edição de 2011 da revista *BioMed Central Cancer*.

A pesquisa se concentrou na capacidade das sementes de linhaça de proteger o tecido pulmonar antes da exposição e na capacidade da linhaça de reparar o tecido pulmonar danificado após a exposição. Eles usaram ratos para o estudo publicado, mas estão se preparando para fazer estudos em humanos recebendo radiação para tratamento de câncer.

Melpo Christofidou-Solomidou e sua equipe de pesquisa alimentaram ratos de estudo com sementes de linhaça antes e depois de irradiá-los. Eles descobriram que os ratos alimentados com linho antes e depois da radiação sobreviveram até mesmo às doses letais de radiação com boa saúde, enquanto muitos dos ratos de grupo controle que não foram alimentados com linhaça morreram.

Os ratos alimentados com linho não apenas sobreviveram, mas também conseguiram ficar mais saudáveis. Eles tinham maior peso corporal e inflamação pulmonar mínima, a inflamação pumonar é comum em pacientes com câncer tratados com radioterapia.

No campo da radioterapia, há um homem cujo trabalho é pouco conhecido: o famoso médico oncologista Emanuel Revici, MD. Em uma palestra intitulada *"The Influence of Irradiation Upon Unsaturated Fatty Acids - A influência da irradiação sobre os ácidos graxos insaturados, tradução livre"*, apresentada em Londres em 1950 no Sexto Congresso Anual de Radiologia, o Dr. Revici explicou que os efeitos do envenenamento por radiação grave tendem a aumentar com o tempo devido a um efeito cascata de mais e mais ácidos graxos se tornando anormais. Seu artigo mostrou que os ácidos graxos triênicos anormalmente conjugados (leucotrienos) induzem às doenças causadas pela radiação.

Se houver um desequilíbrio dos ácidos graxos, um pequeno dano causado pela radiação irá piorar ao longo do tempo até que os efeitos sejam imparáveis. Revici desenvolveu o **índice do ácido oxálico** para medir os ácidos graxos anormais no corpo e determinou que, uma vez que esse índice atingisse um nível crítico, a morte seria certa.

Quando a URSS sofreu o acidente de Chernobyl e muitos médicos se ofereceram como voluntários para realizar transplantes de medula óssea para as vítimas da radiação, Revici sentiu que a abordagem de usar os transplantes de medula óssea para salvar as vítimas da radiação soviética não funcionaria e estava fadada ao fracasso porque *"enquanto os ácidos graxos anormais estiverem no corpo, eles agirão contra as células da medula óssea transplantada."*

Em outras palavras, para a doença aguda da radiação, *a síndrome hematopoiética,* onde os transplantes de medula óssea são considerados, Revici basicamente disse que você deve verificar as condições dos ácidos graxos para ver se essa abordagem seria bem-sucedida.

Pesquisas em animais sugeriram que uma variedade de citocinas pode ser útil para a síndrome hematopoiética que frequentemente requer a terapia da medula óssea, mas a maioria delas ainda não está disponível ou mesmo aprovada para uso humano.

Se você sofre de envenenamento por radiação e não faz nada para corrigir o desequilíbrio dos ácidos graxos em seu corpo, mesmo que tente aumentar sua contagem de glóbulos brancos, você ainda pode morrer porque não está tratando uma parte crucial do equação. *Você precisa trabalhar em seu desequilíbrio dos ácidos graxos.*

Anos atrás, o Dr. Revici[37] afirmou que **os ácidos graxos do óleo de fígado de bacalhau** tinham um alto valor anticancerígeno. Isso recebeu corroboração no Seminário de Escritores Científicos da American Cancer Society de 1987, onde o Dr. Otto Plescia (Professor de Imunoquímica na Rutgers University) concluiu que uma dieta com *"inclusão de ácidos graxos ômega-3 abundantes em certos óleos de peixe, reduz o risco do câncer de mama."* Em termos de radiação, os camundongos expostos a grandes doses de radiação sobreviveram cerca de 50% a 100% mais do que o normal quando alimentados com óleo de fígado de bacalhau.

---

[37] Revici, Emanuel, Research in Physiopathology as a Basis of Guided Chemotherapy with Special Application to Cancer (American Foundation for Cancer Research, New York, 1961). Royal, Gladys, Modern Nutrition, (Pasadena, Califórnia), novembro de 1960, p. 11.

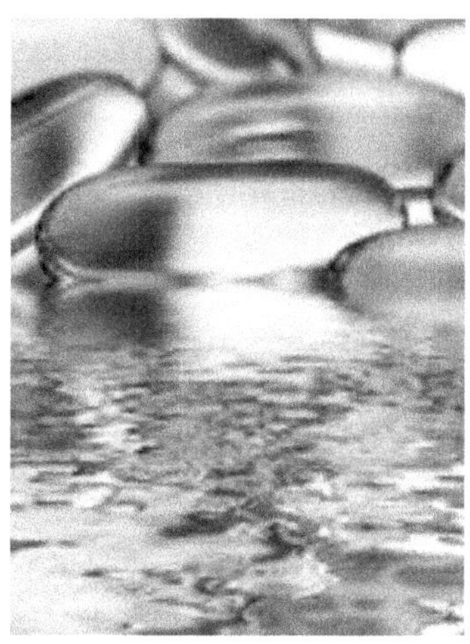

Assim como previu Revici, **o óleo de fígado de bacalhau** é um dos óleos mais recomendados para restaurar a saúde. Outro óleo frequentemente citado é o **azeite de oliva**. Dois conjuntos de experimentos na Espanha (Ilbanez e Castellanos) mostraram que o azeite protegeu totalmente os ratos contra doses crescentes de irradiação prejudicial de raios-X.[38] No entanto, deve ser a versão virgem prensada a frio do óleo.

Talvez o trabalho mais interessante nessa área tenha sido realizado pela bioquímica alemã Dra. Johanna Budwig, especialista em gorduras e óleos.

A Dra. Johanna Budwig trabalhou por 30 anos para descobrir a importância dos ácidos graxos na dieta e é mundialmente conhecida pelo desenvolvimento de uma dieta que usa óleo de linhaça orgânico, cru e prensado a frio e queijo cottage com baixo teor de gordura para tratar o câncer.

A fórmula da dieta Budwig usa uma proporção de duas colheres de sopa de óleo de linhaça misturado com um quarto de xícara de queijo cottage com baixo teor de gordura durante um período de aproximadamente três meses para reduzir os tumores, combater a fraqueza e tratar a anemia que frequentemente aparece em pacientes com câncer. Portanto, trata os sintomas semelhantes aos de quem sofre de lesões por radiação.

---

38 Dietary polyunsaturated fatty acids: impact on cancer chemotherapy and radiation." Altern Med Rev. 2002 Feb;7(1):4-21)

Assim, é importante ter estes ácidos graxos à mão em qualquer emergência, o óleo de fígado de bacalhau, o óleo e as sementes de linhaça, bem como o azeite de oliva.

Outros remédios naturais que são radioprotetores

Existem vários outros suplementos naturais que podem ser tomados para dar ao corpo a proteção necessária quando exposto à radioatividade. A maioria desses suplementos foram bem pesquisados em estudos científicos e tem sido usado por praticantes de medicina natural por muitos anos.

Cogumelos - Aumentar a imunidade e a formação do sangue pode ser feito tomando suplementos de cogumelos, alguns dos cogumelos mais poderosos são valorizados por suas propriedades de modulação imunológica. Estes incluem o Agaricus blazei, o Cordyceps sinensis, o Grifola frondosa, o Ganoderma lucidum, o Coriolus versicolor e o Lentinula edodes. Estes foram estudados por sua capacidade de atuar como moduladores imunológicos na hepatite e nos casos de câncer em vários estudos in vitro, em animais e nos seres humanos.

Pólen de abelha - Estudos mostram que o pólen de abelha pode reduzir significativamente os efeitos colaterais usuais da radioterapia com rádio e cobalto-60 e também a doença após a exposição aos raios-X abdominais maciços. Um estudo mostrou que a proliferação das células cancerígenas parou nos tumores cancerígenos induzidos em camundongos.

Alquigliceróis - A falta de plaquetas, que causa a coagulação do sangue, pode causar sangramentos incontroláveis, embora um remédio natural para o aumento da produção de plaquetas seja o esqualeno contendo **alquigliceróis,** está disponível em fontes vegetais. O aumento das plaquetas impedirá o desenvolvimento de uma hemorragia grave.

L-glutamina - Uma boa barreira protetora para ajudar a reconstruir as paredes intestinais que são sensíveis à radioatividade é o aminoácido L-glutamina.[39] Ela ajudará a proteger e a reconstruir as paredes e as mucosas intestinais. Estudos pré-clínicos de Fasano (2002)[40] sugerem que a L-glutamina pode ser útil no tratamento das lesões por radiação no trato gastrointestinal.[41] Estudos demonstraram que a L-glutamina mantém a resistência transepitelial e diminui a permeabilidade.[42]

Panax ginseng – Ele também evitou as hemorragias após a exposição à radiação; evita a morte da medula óssea e estimula a formação das células sanguíneas, por isso é outro suplemento a ser adicionado ao protocolo.

Beta-Glucano 1,3 - Extraído das paredes celulares do fermento de padeiro, é um potente intensificador imunológico. Ativa os macrófagos importantes e também é um antioxidante. Estudos conduzidos pelo Exército mostraram que o Beta-glucano é um poderoso protetor contra uma dose letal de radiação.

Melanina - Um radioprotetor como a melanina é capaz de remover completamente os efeitos da radiação de baixa dose.[43]

Polietilenoglicol (anticongelante em carros) - Um método de proteção dos animais, incluindo humanos, contra a radiação ionizante envolve a injeção de um polímero no animal. Particularmente, foi demonstrado que o polietilenoglicol (peso molecular entre 200 e 600), o polietilenoglicolmonoetiléter (peso molecular entre 200 e 600) e o polivinilpirrolidona (peso molecular até 10.000) quando injetados em cobaias animais padrão, como camundongos, os protegem do efeito letal da radiação ionizante.[44]

---

[39] http://ajpgi.physiology.org/content/287/3/G726.full

[40] http://www.springerlink.com/content/dkj6e5are83ufuue/

[41] Medina MA. Glutamine and cancer. *J Nutr*. 2001;131(9 Suppl):2539S-2542S; discussion 2550S-2551S.

[42] http://0-ajpgi.physiology.org.library.pcc.edu/content/287/3/G726.full

[43] Melanin decreases clastogenic effects of ionizing radiation in human and mouse somatic cells and modifies the radioadaptive response

[44] Patente dos Estados Unidos 4676979

Ácido Pantotênico - Previne as lesões pela radiação. O ácido pantotênico e seus derivados podem atuar aumentando os níveis da CoA e da glutationa, levando à proteção contra os radicais do oxigênio e da radiação ionizante.[45] Em estudos com animais, a taxa de sobrevivência foi aumentada em *200%* pela administração do ácido pantotênico antes da exposição. A levedura de cerveja é de longe a melhor fonte desta substância. Dose: Preventiva de 5 mg. a 15 mg; para crianças de 25 mg a 50 mg; para adultos use uma dose dupla ou tripla após a exposição.

Inositol: O inositol, também encontrado na lecitina e disponível em forma de comprimido, ajuda contra todas as formas de radiação, protegendo as células-tronco hematopoiéticas na medula óssea.[46] Você pode tomar de 2 a 3 colheres de sopa de lecitina diariamente.

Cálcio e Magnésio: Ambos são antagônicos do Estrôncio 90 e, portanto, impedirão sua absorção se o corpo estiver saturado de cálcio e magnésio. Domite é o melhor. O Dr. Linus Pauling disse que a suplementação pesada com cálcio reduzirá a absorção do estrôncio 90 em 50%. Mas tenha cuidado para não exagerar, a menos que seja exposto.

Própolis de Abelha - Além das qualidades cicatrizantes e antibacterianas dessa substância, ela tem se mostrado eficaz nas fases clínicas da radioepitelite, ou seja, a inflamação do tecido epitelial devido à radiação.[47]

Suporte hepático - Um relatório sugere que o cardo mariano contendo 80% de silimarina pode prevenir a toxicidade da radiação. Aumenta a regeneração do fígado após a exposição aos metais pesados, à radiação ou a produtos químicos tóxicos. Reduz os danos ao DNA e aumenta a sobrevivência dos animais expostos aos níveis perigosos de radiação. A eliminação dos radicais livres feita pela silimarina e seus efeitos

[45] Slyshenkov VS, Omelyanchik SN, Moiseenok AG, Trebukhina RV, Wojtczak L. Pantothenol protects rats against some deleterious effects of gamma radiation. Free Radic Biol Med. 1998;24(6):894-899.

[46] http://scholarcommons.usf.edu/cgi/viewcontent.cgi?article=3004&context=etd&sei-redir=1#search="inositol+and+radioprotective"

[47] http://www.ncbi.nlm.nih.gov/pubmed/19165751 e http://onlinelibrary.wiley.com/doi/10.1002/ptr.2774/abstract

antioxidantes diretos são creditados com a produção desses resultados. Tomar uma fórmula à base de ervas contendo cardo mariano e outras ervas protetoras do fígado, como a HEPATO PLUS, seria sensato.

Carvão – Tem a capacidade de absorver e neutralizar as substâncias radioativas e alguns materiais tóxicos. Os pesquisadores relatam que 10 gramas ou 1 colher de sopa de carvão podem absorver cerca de 3 a 7 gramas de materiais. Um pesquisador alemão descobriu que os filtros de ar com carvão removeram mais de 70% do iodo radioativo do ar. Verificou-se que tomar carvão em pó fino é uma vez e meia mais eficaz do que os comprimidos.

Germânio orgânico – Deve ser usado em quantidades de gramas para ter eficácia. De acordo com um estudo, *"os raios radioativos liberam elétrons que destroem as células e os glóbulos sanguíneos. O germânio flutuando perto dos glóbulos sanguíneos captura habilmente esses elétrons liberados e permite que eles se movam em torno de seu núcleo."* Em outros estudos, a mutagênese das células expostas ao césio-137 e aos raios gama foi "notavelmente reduzida" sem afetar o crescimento ou a sobrevivência celular. Parece melhorar a fidelidade da replicação do DNA. O germânio protege a cisteína, um aminoácido com valor protetor conhecido. Dose: de 25 a 100 mg por dia é frequentemente usado no Japão. Pode ser derivado da cebola, da cevadinha e do agrião.

Ervas com efeito radioprotetor

O desenvolvimento de radioprotetores e remédios para radiorrecuperação eficazes é de grande importância em vista de sua potenciais aplicação em casos de exposição à radiação nuclear. Aqui estão alguns remédios fitoterápicos que foram pesquisados por seus efeitos radioprotetores:

Estimulação hematopoiética

A exposição à radiação nuclear pode levar a lesões no sistema linfóide e hematopoiético do corpo, o que pode resultar em septicemia e morte.[48] Há uma série de ervas que foram pesquisadas e demonstraram acelerar a

---

[48] Prasad KN. 1999. Handbook of Radiobiology. CRC Press: Boca Raton, FL, 344.

regeneração hematopoiética, evitando assim as infecções microbianas e aumentando a sobrevivência. Estas ervas incluem:

- Acanthopanax senticosus
- Ginkgo biloba
- Hipofae rhamnoides (Sea Buckthorn)
- Panax ginseng
- Podophyllum hexandrum
- Tinospora cordifolia
- Boerhaavia difusa
- Espirulina

Todas essas ervas fornecem proteção contra a radiação em todo o corpo, estimulando a hematopoiese. [49, 50, 51, 52, 53, 54]
Outras ervas incluem:

- **Centella asiática (Gotu Kola) -** O extrato (100 mg/kg de peso corporal) administrado por via oral demonstrou recentemente fornecer proteção corporal total em camundongos contra a radiação gama subletal (8 Gy) **60Co**. Existe uma fórmula à base de plantas que contém o Gotu Kola e o Gingko Biloba chamada Fator de Crescimento de Neurônio (NGF).

[49] Goel HC, Prasad J, Singh S, Sagar RK, Prem Kumar I, Sinha AK. 2002a. Radioprotection by a herbal preparation of Hippophae rhamnoides, RH-3, against whole body lethal irradiation in mice. Phytomedicine **9**: 15–25.
[50] Kapoor R, Mehta U. 1998. Supplementary effect of spirulina on haematological status of rats during pregnancy and lactation. Plant Foods Hum Nutr **52**: 315–324.
[51] Miyanomae T, Frindel E. 1988. Radioprotection of haemopoiesis conferred by Acanthopanax senticosus Harms (Shigoka) administered before or after irradiation. Exp Hematol **16**:801–806.
[52] Song JY, Han SK, Bac KG, et al. 2003. Radioprotective effects of ginsan, an immunomodulator. Radiat Res 159: 768–774.
[53] Takeda A, Katoh N, Yonezawa M. 1982. Restoration of radiation injury by ginseng III. Radioprotective effect of thermostable fraction of ginseng extract on mice, rats and guinea pigs. J Radiat Res **23**: 150–167.
[54] Thali S, Thatte U, Dahanukar SA. 1998. The potential of Boerhaavia diffusa in radiation induced haemopoietic injury. Amala Res Bull **18**: 20–22.

- **Ginkgo Biloba** - Um extrato etanólico (30%) da folha seca na concentração de 100 µg/mL foi eficaz quando testado em cultura exposta à irradiação. O tratamento dos trabalhadores de recuperação do local do acidente de Chernobyl foi considerado eficaz quando uma dose oral de 40 mg/dia foi administrada 3 vezes ao dia durante 2 meses. Os comprimidos de **Gingko Biloba** padronizados para 24% de glicosídeos de flavona de ginkgo e 6% de lactonas terpênicas (120mg) também funcionariam bem com uma cápsula por dia.

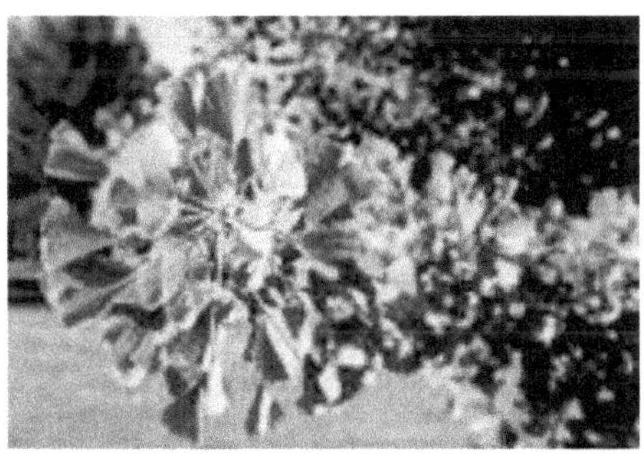

- **Hipofae Rhamnoides (Sea Buckthorn; Família: Elaegnaceae) -** O extrato do suco inibe a quebra das fitas do DNA induzida pela radiação em camundongos de maneira dependente da dose. O extrato da Hippophae em condições ex vivo induziu uma forte compactação da cromatina tornando os núcleos resistentes a uma dose de radiação tão alta quanto 1000 Gy.

- **Hortelã-pimenta -** A administração oral da Menta piperita (1 g/kg de peso corporal / dia) antes da exposição à radiação sub-letal (8 Gy) mostrou-se eficaz contra o dano cromossômico na medula óssea dos camundongos albinos suíços.[55] Os animais irradiados exibiram aberrações cromossômicas, enquanto os camundongos pré-tratados com o extrato de Menta piperita mostraram um número significativamente menor de células aberrantes. Também aumentou significativamente os níveis de GSH e diminuiu o nível da peroxidação lipídica em camundongos

[55] Ashok Kumar, RM Samarth, S. Yasmeen, A. Sharma, T. Sugahara, T. Terado, H. Kimura. Potencial anticancerígeno e radioprotetor da Mentha piperita. *Biofactors,* Volume 22 Números 1-4/2004.

irradiados. O chá do hortelã-pimenta está disponível em lojas de produtos naturais e também em supermercados e é uma erva fácil de cultivar.

- **Ocimum sanctum (Holy Basil)** - O extrato aquoso foi mais eficaz para aumentar a sobrevivência, em comparação com o extrato etanólico. A dose ótima para proteção foi relatada como sendo de 50 mg/kg de peso corporal (administração intraperitoneal). Este extrato também protegeu o fígado dos camundongos contra a peroxidação lipídica induzida pela radiação.

- **Panax ginseng** foi relatado por vários trabalhadores poder ajudar na recuperação da contagem dos trombócitos e dos eritrócitos no sangue após a irradiação. O extrato total do ginseng e os efeitos protetores relativos de várias frações (carboidrato, proteína e saponinas) foram avaliados. Os resultados mostraram que o extrato integral de ginseng solúvel em água forneceu a melhor proteção.

- **Podophyllum hexandrum (Himalayan Mayapple; Berberidaceae)** - A administração, antes da irradiação, do extrato do rizoma do Podophyllum hexandrum protegeu os camundongos de maneira dependente da dose (a dose ideal sendo de 200 mg/kg de peso corporal, resultando em 80% de sobrevivência por 30 dias) contra as irradiações letais no corpo inteiro (10Gy). Verificou-se que as propriedades radioprotetoras do Podophyllum hexandrum são comparáveis e, em alguns casos, até melhores, do que os radioprotetores sintéticos, como o diltiazem e o WR-2721. O Podophyllum hexandrum também demonstrou fornecer proteção ao sistema reprodutor masculino. O Podophyllum hexandrum também demonstrou agir de maneira multifacetada e fornecer proteção aos sistemas hematopoiético, gastrointestinal, reprodutivo e nervoso central. É evidente que o Podophyllum hexandrum é um radioprotetor promissor e pode ser útil para fornecer proteção durante as exposições à radiação planejadas e não planejadas.

- Administração oral. de um extrato aquoso de **Tinospora cordifolia** (5 mg/kg de peso corporal por dia) em camundongos albinos suíços 1 hora antes da exposição subletal no corpo inteiro à radiação (8 Gy) forneceu 33% de sobrevivência (em 30 dias). A mesma dose, quando administrada por 15 dias consecutivos, produziu 100% de sobrevivência até o dia 9 e 50% dos animais sobreviveram até o dia 24. Todos os animais morreram em 30 dias, sugerindo que Tinospora cordifolia é parcialmente eficaz contra as doses subletais de radiação.

- **Astrágalo** – Um artigo publicado na *Cancer*, publicação da American Cancer Society, relatou que o extrato aquoso de Astragalus membranaceus restaurou as funções imunológicas em *90%* dos pacientes estudados com câncer.

- **Alecrim -** Em dois estudos separados, cientistas na Espanha descobriram que nada combate os danos da radiação aos micronúcleos como uma simples erva de jardim conhecida como alecrim. Eles observaram que a radiação ionizante causa a geração massiva de radicais livres que induzem danos ao DNA. Eles estudaram os efeitos protetores de vários compostos contra os danos cromossômicos induzidos pelos raios gama em testes de micronúcleos, adicionando vários compostos ao sangue humano antes e depois da irradiação. Eles descobriram que a formulação do malonildialdeído tóxico foi retardada pelo uso do ácido rosmarínico, e o fator de proteção foi 3,34 vezes maior do que a proteção dos outros compostos estudados, conforme medido no teste de micronúcleo. Testes in vivo mostraram a capacidade do ácido rosmarínico administrado por via oral de inibir as alterações da pele resultantes da exposição à radiação UV.

- **Ácido cafeico -** Em um estudo da Índia, os cientistas investigaram o potencial radioprotetor do ácido cafeico[56] contra as alterações celulares induzidas pela radiação gama. Uma dose de 66 micro M de ácido cafeico mostrou a proteção ideal dos micronúcleos e foi usada para investigar os efeitos radioprotetores do composto. Os linfócitos foram pré-incubados com ácido cafeico e os controles

---

[56] http://www.ncbi.nlm.nih.gov/pubmed/18561333

não. Todos os linfócitos foram expostos a diferentes doses de radiação. Os danos genéticos e as alterações bioquímicas foram medidos. Os linfócitos do grupo de controle irradiados com gama mostraram um aumento dependente da dose da radiação no dano genético e uma diminuição significativa no status antioxidante. Os linfócitos pré-tratados com ácido cafeico modulam positivamente todas as mudanças induzidas pela radiação.

Fontes alimentares que oferecem quantidades significativas de ácido cafeico são as maçãs, as frutas cítricas e os vegetais crucíferos.

Outras recomendações

Contador Geiger Natural: Existe uma planta que é um contador Geiger natural. A planta **Spiderwort** é tão sensível às mudanças nos níveis de radiação (suas pétalas mudam de cor com a exposição) que é frequentemente usada como um detector de radiação natural (dosímetro), assim como os mineiros usam canários em minas como detectores de gases venenosos. Algumas pessoas gostam de saber que possuem um sistema de monitoramento contínuo da radiação no ambiente, e essa é apenas mais uma dica disponível em *"How to Neutralize the Harmful Effects of Radiation or Radioactive Exposure - Como Neutralizar os Efeitos Nocivos da Radiação ou da Exposição Radioativa, tradução livre"*.

Referências:

Srinivasan V, Jacobs AJ, Simpson SA, Weiss JF. Radioprotection by vitamin E: effects on hepatic enzymes, delayed type hypersensitivity, and post-irradiation survival of mice. In: Prasad KN, ed. Modulation and Mediation of Cancer by Vitamins. Basel, Switzerland: Karger; 1983: 119–131.

Kumar KS, Srinivasan V, Toles R, Jobe L, Seed TM. Nutritional approaches to radioprotection: vitamin E. Mil Med. 2002;167:57–59. 264 Medical Consequences of Radiological and Nuclear Weapons

Felemovicius I, Bonsack ME, Baptista ML, Delaney JP. Intestinal radioprotection by vitamin E (alpha-tocopherol). Ann Surg. 1995;222:504–510.

Seifter E, Rettura G, Padawar J, et al. Morbidity and mortality reduction by supplemental vitamin A or beta-carotene in CBA mice given total-body-radiation. J Natl Cancer Inst. 1984;73:1167–1177.

CAPÍTULO 9

MEDICAMENTOS HOMEOPÁTICOS RADIOPROTETORES

O que é Homeopatia?

A homeopatia é um sistema natural de cuidados da saúde que tem sido usado em todo o mundo há mais de 200 anos. A homeopatia trata cada pessoa como um indivíduo único com o objetivo de estimular sua própria capacidade de cura. Um homeopata seleciona o medicamento mais apropriado com base nos sintomas específicos do indivíduo e no nível de saúde pessoal.

É reconhecido pela Organização Mundial da Saúde como o segundo maior sistema terapêutico em uso no mundo. Embora seja mais popular na Índia e na América do Sul, mais de trinta milhões de pessoas na Europa e milhões de outras pessoas em todo o mundo também se beneficiam da sua Homeopatia.

Remédios homeopáticos

Existe um conjunto considerável de evidências que sugerem que os remédios homeopáticos podem desempenhar um papel importante na proteção contra a radiação.[57] Em um estudo famoso, camundongos albinos foram expostos a uma taxa de 100 a 200 rad de raios X (doses subletais) e então avaliados após um período de 24, 48 e 72 horas.

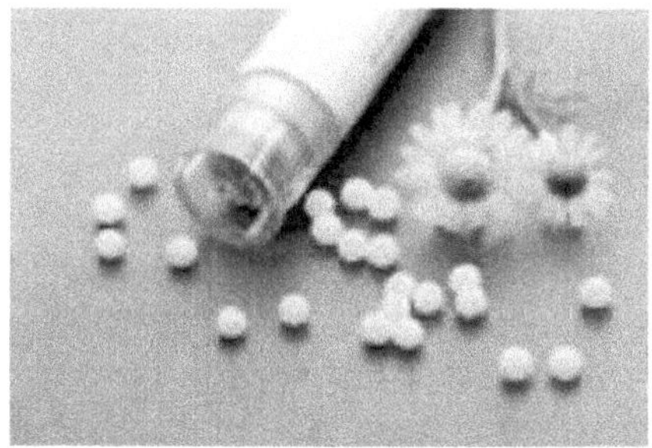

Dois medicamentos homeopáticos, o **Ginseng 6ch, 30ch, 200ch,** e o **Ruta graveolens 30ch e 200ch,** foram administrados aos camundongos antes e depois da exposição à radiação. Quando esses camundongos

[57] Khuda-Bukhsh AR, Banik S, "Avaliação do dano citogenético em camundongos com radiação X e sua alteração pela administração oral de medicamento homeopático potencializado, Ginseng D200," Berlin Journal of Research in Homeopathy, 1991, 1, 4/5: 254. Também Khuda-Bukhsh AR, Maity S, "Alteration of Cytogenetic Effects by Oral Administration of Potentized Homeopathic Drug, Ruta graveolens in Mice Exposed to Sub-lethal X-radiation," Berlin Journal of Research in Homeopathy, 1991, 1, 4/5 :264.

expostos à radiação foram comparados com os camundongos que simplesmente receberam um placebo como tratamento, descobriu-se que os camundongos tratados com a homeopatia tinham *significativamente menos danos cromossômicos ou celulares.* Os remédios homeopáticos foram feitos em diferentes potências e em um composto.

Outro estudo envolveu homeopatia e cobaias albinas. As cobaias foram expostas a pequenas doses de raios-X, que causaram vermelhidão na pele, como acontece normalmente com a exposição à radiação. Os estudos mostraram que a **Apis mellifica na 7ch ou na 9ch** teve um efeito radioprotetor e um efeito curativo de aproximadamente 50% na vermelhidão da pele induzida pelos raios-X.

Homeopatia para as Emergências

Para as situações de emergência geral onde houver exposição à radiação nuclear, as potências de **30ch** e **200ch** são apropriadas, mesmo que um homeopata ou naturopata experiente possa sugerir potências mais baixas ou mais altas. Em geral, as potências homeopáticas de 30ch ou 200ch geralmente podem ser tomadas cerca de 3 vezes ao dia. À medida que os sintomas melhoram, as dosagens por dia podem ser reduzidas gradualmente. Se não houver melhora dos sintomas em 2 3 dias, provavelmente significa que o remédio escolhido não é muito eficaz.
Há uma série de remédios homeopáticos específicos que têm sido usados para tratar a doença da radiação:

Radium Bromatum

O brometo de rádio homeopático pode ser usado para as doenças resultantes da exposição à radiação, as queimaduras por radiação e a exposição aos raios-X. No caso de uma liberação radioativa em sua área, ele pode ser útil para neutralizar os efeitos da exposição, bem como para o tratamento de quaisquer lesões por radiação que você possa sofrer.

No caso da liberação radioativa, os homeopatas recomendam tomar uma dose diária na potência de 30ch ou 12ch, desde que exista a ameaça de exposição à radiação. Alguns homeopatas recomendam até 10 gotas ou 5 glóbulos tomados três vezes ao dia com exposição severa à radiação.

Este remédio pode ser útil para todos os tipos de afecções da pele, incluindo as queimaduras por radiação induzida pelos raios-x, a dermatite, as queimaduras por radiação, os eczema, a psoríase, a esclerodermia, as úlceras e os cânceres. A exposição à radiação geralmente causa queimaduras na pele, portanto, esse remédio pode ser útil nesses casos. Muitas vezes, é prescrito após o raios-X ou a radioterapia para ajudar a neutralizar quaisquer efeitos colaterais do tratamento.

Em geral, os sintomas que requerem este remédio homeopático envolvem casos de coceira na pele em todo o corpo com queimação, inchaço e vermelhidão, com necrose e ulceração (coceira, queimação na pele, como se estivesse pegando fogo, muitas vezes com inchaço, pequenas espinhas e ulceração que leva muito tempo para cicatrizar).

Quando o Radium bromatum homeopático é usado por causa de uma explosão atômica ou nuclear, o esquema de dosagem depende de quão perto você estava de uma fonte de radiação. Se você sentir sua pele queimando, tiver febre, náusea, vômito ou diarréia, sua condição provavelmente é grave e você pode colocar de 5 a 8 glóbulos em uma garrafa de água e tomar um pequeno gole a cada 10 minutos pelas próximas 4 horas.

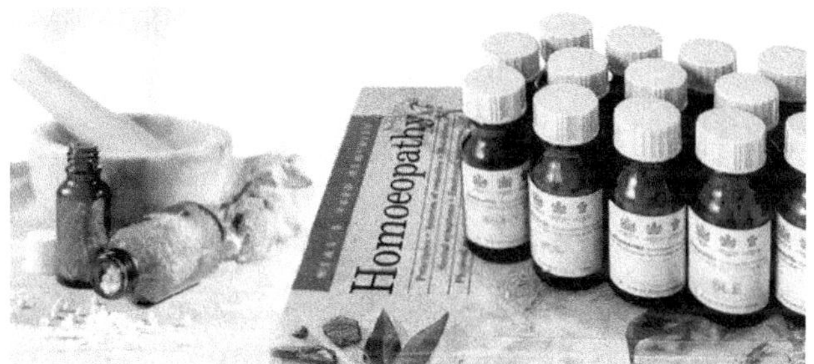

Depois disso, tome um gole a cada meia hora pelas próximas 4 horas, depois a cada hora pelas próximas 4 horas. Você deve tentar fazer isso mesmo se estiver sendo levado a um hospital para tratamento e continuar com as doses diárias do remédio homeopático por duas semanas.

Se você não tiver sintomas relacionados à radiação, mas os ventos estiverem soprando radiação em sua vizinhança, tome uma dose diariamente até que a radiação caia para um nível seguro e continue tomando o remédio diariamente por 2 semanas, mesmo depois que a radiação cair para os níveis aceitáveis.

Lembre-se de tomar o iodeto de potássio, os banhos de desintoxicação e as algas também. Basicamente, fique fora de perigo, tome medidas preventivas e fique em boa forma.

Uranium Nitricum

O nitrato de urânio pode ser usado em casos de exposição ao urânio, exposição ao urânio empobrecido ou nos casos de envenenamento por urânio.

Normalmente, as pessoas que recebem esse remédio apresentam sintomas de grande emagrecimento com apetite voraz, debilidade, fraqueza, edema geral (inchaço com retenção de líquidos) e sede excessiva.

Outros sintomas principais que este remédio trata incluem dor gástrica em queimação, flatulência e vômitos. Pode haver uma sensação de queimação geral internamente e dilaceração ou ulcerações na boca; úlceras estomacais e duodenais com indigestão.

Se você se lembra, esses foram todos os sintomas vistos em Nagasaki. Casos de micção abundante e ardente com incontinência, inchaço das glândulas, degeneração do fígado, ondas de calor, membranas mucosas secas e pele seca, náuseas e vômitos também são indicações do uso.

Plutonium Nitricum

Não há muita informação disponível sobre este remédio, mas algumas das descobertas preliminares são de que os indivíduos que experimentam sintomas como uma polaridade entre sentir-se muito leve e exultante e sentir-se pesado, desesperado e isolado podem se beneficiar deste remédio. Naturalmente, a exposição ao plutônio é a razão número um para seu uso.

Anacardium

Esse é um remédio que pode ser usado para ajudar a aliviar os efeitos da exposição à radiação e é especialmente apropriado quando há ulcerações na pele, fraqueza e debilidade geral.

Raios-X Homeopático

Ele pode ser usado no caso da exposição à radiação quando os outros sintomas se correlacionam. Assim como o Radium bromatum, este também é um remédio homeopático muito bom para manter em estoque e é recomendado após a exposição aos raios-X.

A baixa vitalidade é um sintoma importante que exige o uso dos raios-X homeopáticos, juntamente com a cicatrização lenta das feridas, a diminuição da contagem dos glóbulos brancos ou das plaquetas, anorexia com náuseas, pele seca com coceira ou escamosa e vermelhidão ao redor das raízes das unhas, dores dolorosas, calafrios com suores noturnos e "torcicolos" repentinos no pescoço em lados alternados.

Os pacientes que podem se beneficiar do remédio geralmente se sentem melhor com as aplicações quentes e pior na cama, ao ar livre, no frio ou ao se movimentar. O remédio tende a despertar a vitalidade reativa tanto mental quanto fisicamente.

Phosphorus

Este remédio pode ser usado para os sintomas produzidos após a exposição à radiação que incluem a degeneração do tecido e o sangramento. Use-o quando estiver relacionado a outros sintomas, como fraqueza súbita, hipersensibilidade às impressões externas, sangramento na pele e em qualquer orifício, na deterioração dos tecidos, nas diarreias ou no vômito exaustivo, nas dores ardentes, na sensação de aperto no peito, nas palpitações e tremores com uma sensação de vazio. O indivíduo também pode desejar bebidas frias e se sentir pior deitado sobre o lado esquerdo.

Causticum

Este remédio pode ser usado após a exposição aguda à radiação, quando as queimaduras da radiação demorarem para cicatrizar e outros sintomas que coincidirem com os sintomas do remédio. Os principais sintomas para o uso do remédio incluem a queimação, a crueza ou dor recorrente das queimaduras, a perda da força muscular ou a paralisia dos membros individuais, o emagrecimento e a fraqueza, o andar instável quando se torna fácil cair, e na incontinência.

O indivíduo sente-se melhor com as bebidas frias, com o calor da cama e com movimentos suaves, mas sente-se pior durante o tempo claro, ao ar frio e seco e à noite.

Cadmium Sulph 30ch ou **Potassium Iodide 30ch**

Esses remédios podem ser tomados uma vez antes e uma vez depois de uma explosão atômica. Geralmente são usados antes do aparecimento dos sintomas, mas também podem ser usados depois.

Cobaltum 30ch

Este remédio é conhecido por remover os efeitos colaterais da radiação quando tomado quatro vezes ao dia por um período de 2 a 3 dias. Em seguida, uma avaliação é feita para determinar se será necessário mais e com que frequência. Se necessário a partir desse ponto, geralmente é usado quatro vezes ao dia, a cada duas semanas, por 2 a 3 meses. Nas mãos de um homeopata experiente, este remédio pode ser usado na potência de 200ch.

Calc Fluor 12ch e **Natrum Muriaticum 6ch**

Esses remédios podem ser tomados três vezes ao dia por vários meses após a exposição e com mais frequência, se necessário, independentemente de quais outros remédios foram escolhidos acima. Esses dois remédios ajudam o corpo a eliminar as toxinas em conjunto com os outros remédios.

Também foi sugerido que os remédios como **Plumbum (Chumbo)** podem ser tomados após a exposição à radiação para ajudar aqueles que se sentem sobrecarregados e precisam de proteção. A **Belladonna** também pode prevenir e aliviar as queimaduras e as dores causadas pela radiação, mesmo muito tempo depois da exposição imediata, e o **Granite** pode ser um tônico.

Existem muitos remédios homeopáticos que podem ser tomados em diferentes circunstâncias, mas o remédio escolhido deve se adequar aos sintomas e ao estado mental do indivíduo que irá tomar o remédio. Isso requer a habilidade de um homeopata qualificado que fará o diagnóstico e indicará o tratamento homeopático corretos.

Sais de Schuessler

No início do século XIX, o Dr. WH Schuessler, um notável químico fisiológico e físico alemão, identificou 12 "sais dos tecidos" localizados em cada célula humana. Esses sais teciduais ou "sais celulares" são constituintes minerais vitais do corpo. O Dr. Schuessler descobriu em sua pesquisa que, se o corpo estivesse com falta de qualquer um desses sais, ocorreria um desequilíbrio ao nível celular podendo levar a problemas de saúde ou doenças. Por causa de suas descobertas, o Dr. Schuessler desenvolveu um grupo de remédios homeopáticos para ajudar o corpo a se curar.

Os sais celulares de Schuessler (também chamados de "sais de Schuessler") podem ser comprados receita e estão disponíveis diretamente em qualquer farmácia homeopática.

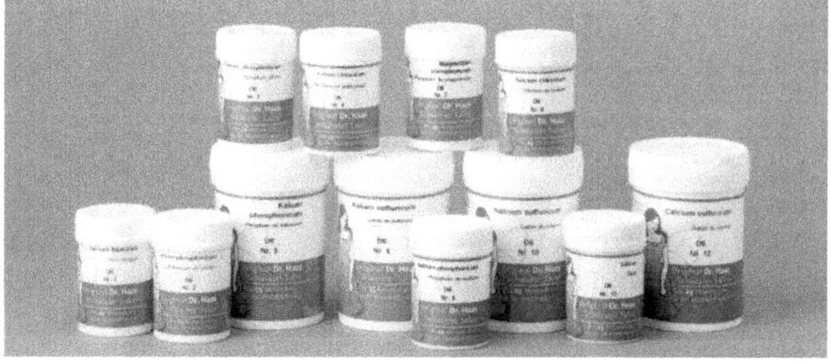

Mais informações sobre os sais e suas aplicações específicas para a saúde podem ser encontradas em *Dr. Schuessler's Biochemistry* de JB Chapman, MD (Londres: New Era Labs, 1973). O excelente livro do Dr. Chapman indica alguns sintomas-chave para os sais celulares.

Os doze sais e alguns dos seus principais sintomas

KALI PHOS (Kali Phosphoricum; Fosfato de Potássio)

- Sintomas mentais/emocionais predominam
- Sentindo-se como "estou cansado demais para descansar".
- Ansiedade, fadiga cerebral, irritabilidade, birras, insônia, tontura, asma nervosa
- Gengivas que sangram facilmente

KALI MUR (Kali Muriaticum; Cloreto de Potássio)

- Muco branco, glândulas inchadas
- Língua com saburra branca ou acinzentada, inchaços glandulares, corrimento de muco branco e espesso do nariz e/ou dos olhos
- Indigestão de alimentos

KALI SULPH (Kali Sulphuricum; Sulfato de Potássio)

- Muco amarelo, congestão, com tosse que piora à noite
- Caspa, língua amarelada, crostas amarelas nas pálpebras
- Gases, má digestão

CALC PHOS (Calcarea Phosphorica; Fosfato de cálcio)

- Remédio para dentição
- Dor de estômago, gotejamento pós-nasal, pés frios crônicos, má dentição

CALC SULPH (Calcarea Sulfúrica; Sulfato de Cálcio)

- Feridas que cicatrizam mal, bolhas de herpes
- Dor na testa, vertigem, espinhas no rosto

CALC FLUOR (Calcarea Flúorica; Fluoreto de cálcio)

- Esmalte dentário ruim, rachaduras nas palmas das mãos e nos lábios
- Hemorróidas

NAT MUR (Natrum Muriaticum; Cloreto de Sódio)

- Secura das aberturas do corpo, muco claro e fino
- Efeitos do superaquecimento excessivo; coceira no cabelo na nuca
- Estágio inicial dos resfriados comuns com corrimento claro e contínuo
- Picadas de insetos (aplicadas localmente)

NAT SULPH (Natrum Sulphuricum; Sulfato de Sódio)

- Raramente necessário
- Fezes verdes e outros sintomas do excesso de bile
- Couro cabeludo sensível, revestimento cinza-esverdeado ou marrom-esverdeado na língua, influenza

NAT PHOS (Natrum Phosphoricum; Fosfato de Sódio)

- Enjoo matinal simples; ácido subindo na garganta (refluxo gástrico)
- Dor de cabeça no topo da cabeça, pálpebras coladas pela manhã
- Ranger de dentes durante o sono; dor de estômago e refluxo gástrico depois de comer

MAG PHOS (Magnesia Phosphorica; Fosfato de Magnésio)

- Espasmos musculares, cãibras e cólicas menstruais, sempre melhora com o calor
- Soluços; tremor nas mãos
- Dentes sensíveis ao frio

FERRUM PHOS (Ferrum Fosfato; Ferrum Fosfato)

- Primeiros estágios de inflamação, vermelhidão, inchaço, febre precoce
- Dor de cabeça congestiva, dor no ouvido, dor na garganta
- Perda da voz por uso excessivo

SILÍCIA (Sílica)

- Condições de formação de pus branco, furúnculos ("lanceta homeopática"), glândulas duras como pedra
- Terçóis, amigdalites, unhas quebradiças

Em particular, diz-se que os seguintes sais de schuessler (Kali. Fos., Nat. Sulph., Mag. Fos., Calc. Fluor., Silicea, Calc. Fos., Kali. Sulph. e Ferrum Fos.) são deficientes no sangue daqueles que sofrem da doença da radiação.

Os sais celulares não são drogas, mas geralmente levam meses para mostrar resultados, que podem ser bastante sutis por natureza.

Os glóbulos não devem ser lavados com água, mas sim dissolvidos na língua, e tem disponível também em gotas.

Epílogo

Revisando sua memória

Há muito material neste pequeno livro e seria útil examiná-lo novamente
além de compartilhar essas informações com os membros da sua família.
É importante que todos permaneçam na mesma página para que vocês
possam se coordenar quando chegar a hora. Esta poderia ser a diferença
entre a vida ou a morte.

Se um ataque nuclear acontecer, não será seguro aventurar-se fora para
comer, você deve ficar protegido por pelo menos 48 horas, de preferência
por mais tempo. Ter comida e suprimentos médicos à mão pode deixar
sua mente tranquila e permitir que você se concentre em outros aspectos
da sobrevivência.

Os não perecíveis podem durar vários anos, seja em armazenamento ou
para sustentá-lo após um ataque. Escolha itens que contenham muitos
carboidratos, para obter mais valor calórico, e armazene-os em local fresco
e seco. Alguns dos melhores alimentos incluem:

- Arroz branco
- Trigo
- Feijões
- Açúcar
- Mel
- Aveia
- Massa (Macarrões)
- Leite em pó
- Frutas e legumes secos

Construa seu suprimento lentamente. Toda vez que você for ao
supermercado, pegue um ou dois itens à mais de alimentos para
armazenar. Eventualmente, você deve ser capaz de construir um
suprimento para vários meses. Certifique-se de ter um abridor de latas para
itens enlatados.

Considere manter um suprimento de água em recipientes de plástico de
qualidade alimentar. Limpe os recipientes com uma solução de alvejante e
encha-os com água destilada e filtrada.
Não esqueça da quantidade de 4 litros diários por pessoa.

Para purificar a água em caso de ataque, tenha à mão alvejante doméstico
básico e iodeto de potássio (**Lugol a 5%**).

Mantenha-se informado

Ser capaz de se manter informado, bem como alertar as outras pessoas sobre sua posição, pode ser extremamente valioso. Aqui está o que você pode precisar:

- <u>Um rádio</u>. Tente encontrar um que seja acionado por manivela ou movido a energia solar. Se você tiver que usar um modelo operado por bateria, certifique-se de manter baterias sobressalentes à mão.
- <u>Um apito</u>. Você pode usar isso para sinalizar por ajuda.
- <u>Um celular</u>. O serviço de celular pode ou não ser mantido, mas você deve estar pronto em todo caso. Se puder, encontre um carregador solar para o seu aparelho.

Suprimentos médicos e de emergência

Ter alguns itens médicos disponíveis pode ser a diferença entre a vida e a morte se você for ferido no ataque. Você precisará:

- <u>Um kit básico de primeiros socorros</u>. Você pode comprá-los pré-embalados ou fazer um você mesmo. Você precisará de gaze e curativos estéreis, pomada antibiótica, luvas de látex, tesoura, pinça, termômetro e cobertor.
- <u>Um manual de instruções de primeiros socorros</u>. Compre um de uma organização como a Cruz Vermelha ou monte o seu próprio com materiais impressos da Internet. Você deve saber como enfaixar ferimentos, administrar RCP, tratar choques e tratar queimaduras.
- <u>Medicamentos ou suprimentos prescritos</u>. Se você toma um medicamento específico todos os dias, certifique-se de ter um pequeno suprimento de emergência.

Complete seu kit de preparação para emergências com o seguinte:

- Uma lanterna e baterias
- Máscaras para pó
- Folhas de plástico e fita adesiva
- Sacos de lixo, laços de plástico e lenços umedecidos para higiene pessoal
- Uma chave inglesa e um alicate, para desligar serviços como gás e água

Mantenha seus ouvidos no chão

É improvável que um ataque nuclear surja do nada de uma nação inimiga. Tal ataque provavelmente seria precedido por uma deterioração da Situação política. Uma guerra com armas convencionais entre nações que possuem armas nucleares, se não terminar rapidamente, pode evoluir para uma guerra nuclear. Mesmo os ataques nucleares limitados em uma região carregam a probabilidade de escalar para uma guerra nuclear total em outro lugar.

Muitos países têm um sistema de classificação para denotar a iminência de um ataque. Nos EUA e no Canadá, por exemplo, pode ser útil conhecer o DEFCON (DEFense CONdition) nível.

Se a evacuação não for uma opção, isso deve pelo menos afetar o tipo de abrigo que você construirá para si mesmo. Saiba sua proximidade com os seguintes alvos e planeje adequadamente:

- Aeródromos e bases navais, especialmente aqueles conhecidos por abrigar bombardeiros nucleares, submarinos de mísseis balísticos ou silos ICBM. Estes certamente serão atacados mesmo em uma troca nuclear limitada.
- Portos comerciais e pistas com mais de 3 quilômetros de comprimento. Estes provavelmente serão atacados mesmo em uma troca nuclear limitada, e certamente serão atacados em uma guerra nuclear total.
- Centros do governo. Estes provavelmente serão atacados mesmo em uma troca nuclear limitada e certamente serão atacados em uma guerra nuclear total.
- Grandes cidades industriais e grandes centros populacionais. É provável que sejam atacados no caso de uma guerra nuclear total.

Os diferentes tipos de armas nucleares

- A fissão (bombas atômicas) é a arma nuclear mais básica. O poder desta bomba vem da divisão dos núcleos pesados (plutônio e urânio) com nêutrons. À medida que o urânio ou o plutônio vai se dividindo, cada átomo libera grandes quantidades de energia, *e mais nêutrons*. Os *nêutrons filhos* causam uma reação nuclear em cadeia extremamente rápida. As bombas de fissão são o único tipo de bomba nuclear usada na guerra até agora. Este é o tipo de bomba mais provável de ser usada por terroristas.

- A fusão (Bomba H), usando o incrível calor de uma bomba de fissão como 'pavio de ignição', comprime e aquece o deutério e o trítio (isótopos do hidrogênio) que se fundem, liberando imensas quantidades de energia. As armas de fusão também são conhecidas como armas termonucleares, pois são necessárias altas temperaturas para fundir o deutério e o trítio; tais armas são geralmente *centenas* de vezes mais poderosas do que as bombas que destruíram Nagasaki e Hiroshima. A maior parte do arsenal estratégico dos EUA e da Rússia são desses tipos de bombas.

Habilidades de sobrevivência

Além dos sinais de alerta geopolíticos, seus primeiros avisos de um ataque nuclear iminente provavelmente serão um alarme ou sinal de alerta; caso contrário, será a própria explosão. A luz brilhante da detonação de uma arma nuclear pode ser vista a dezenas de quilômetros de distância do marco zero. Se estiver nas proximidades da explosão (ou ponto zero), suas chances de sobrevivência são praticamente inexistentes, a menos que você esteja em um abrigo que forneça uma excelente proteção contra a explosão.

Se você estiver a alguns quilômetros de distância, terá cerca de 10 a 15 segundos até que a onda de calor o atinja e talvez 20 a 30 segundos até que a onda de choque o atinja. *Sob nenhuma circunstância você deve olhar diretamente para a bola de fogo.* Em um dia claro, isso pode causar cegueira temporária mesmo estando em distâncias muito grandes. No entanto, o raio de dano real é altamente variável, dependendo do tamanho da bomba, da altitude da explosão e até mesmo das condições climáticas no momento da explosão.

Se não conseguir encontrar abrigo, procure uma área deprimida próxima e deite-se de bruços, expondo o mínimo de pele possível. Se não houver abrigo desse tipo, cave o mais rápido possível. Mesmo a cerca de 8 quilômetros (5 milhas), você sofrerá queimaduras térmicas de terceiro grau; a 32 quilômetros (20 milhas), o calor pode queimar a pele do seu corpo.

O vento em si atingirá um pico de cerca de 960 quilômetros por hora (600 mph) e revolverá qualquer coisa ou pessoa apanhada em campo aberto.

Na falta das opções acima, fique dentro de casa, se, e somente se, você puder ter certeza de que o prédio não sofrerá danos significativos pela explosão e pelo calor. Isso fornecerá pelo menos alguma proteção contra a radiação. Se esta será uma opção viável depende da construção do edifício e quão perto você estará do provável marco zero de um ataque nuclear.

Fique bem longe de qualquer janela, de preferência em uma sala sem janela; mesmo que o prédio não sofra danos substanciais, uma explosão nuclear explodirá janelas a enormes distâncias. Por exemplo, um teste nuclear (embora anormalmente grande) no arquipélago de Novaya Zemlya, na Rússia, foi conhecido por destruir janelas na Finlândia e na Suécia.

Determine onde fica o abrigo atômico de sua vila/cidade/distrito, se houver, e saiba como chegar lá.

Não fique cercado por nada inflamável ou combustível. Substâncias como náilon ou qualquer material à base de óleo se inflamam com o calor.

Lembre-se de que a exposição à radiação pode causar um grande número de mortes.
A radiação liberada no momento da detonação é de curta duração e percorre distâncias curtas. Com o grande rendimento das armas nucleares modernas, acredita-se que isso matará poucos que não seriam mortos pela explosão ou pelo calor à mesma distância.

A precipitação radioativa é a mais perigosa, pois pode se espalhar por quilômetros a partir do ponto zero. Se a detonação foi uma explosão de superfície ou a bola de fogo atingiu a terra, grandes quantidades de precipitação ocorrerão. A poeira e os detritos na atmosfera caem, trazendo consigo quantidades perigosas de radiação.

A precipitação pode cair como fuligem negra contaminada, conhecida como "chuva negra", que é muito fatal e pode ter temperaturas extremamente altas. A precipitação irá contaminar qualquer coisa com que entrar em contato, mas decai rapidamente com o tempo.

Depois de sobreviver à explosão e à radiação inicial, você deve encontrar proteção contra a fuligem negra ardente. *Releia a seção sobre como construir um abrigo em casa*, que pode ser o mais prático.

Tipos de Partículas Radiativas

É útil lembrar os diferentes tipos de partículas radioativas. Os três tipos diferentes são:

- <u>Partículas alfa</u>. Estas são as mais fracas e, durante um ataque, são praticamente inexistentes como ameaça. As partículas alfa sobreviverão apenas alguns centímetros no ar antes de serem absorvidas pela atmosfera. Eles possuem uma ameaça minúscula do exterior, no entanto, serão fatais se ingeridos ou inalados. Roupas padrão ajudarão a protegê-lo das partículas alfa.
- <u>Partículas beta</u>: São mais rápidas do que as partículas alfa e podem penetrar mais. Eles viajarão por até 10 metros antes de serem absorvidas pela atmosfera. A exposição às partículas beta não é fatal, a menos que exposta por períodos prolongados; que podem causar "queimaduras beta", quase como queimaduras solares dolorosas. Elas representam uma séria ameaça, no entanto, para os olhos, caso sejam expostos por um período prolongado. Mais uma vez, elas são prejudiciais se ingeridas ou inaladas, e as roupas ajudarão a prevenir as queimaduras beta.
- <u>Raios gama</u>: Estes são os mais mortais. Eles podem viajar por quase um 1,5 quilômetro no ar e penetrar em praticamente qualquer tipo de blindagem. Portanto, a radiação gama causará danos graves aos órgãos internos, mesmo vindo de fonte externa. Será necessário blindagem suficiente.

Evite a exposição à radiação gama. Tente não passar mais de 5 minutos exposto. Se você estiver em uma área rural, tente encontrar uma caverna ou um tronco caído para ficar atrás dele. Caso contrário, apenas cave uma trincheira para se deitar, com terra empilhada ao seu redor.

O Abrigo

Comece a reforçar seu abrigo por dentro, empilhando terra nas paredes ou qualquer outra coisa que encontrar. Se estiver em uma trincheira, crie um telhado, mas apenas se houver materiais próximos; não se exponha quando não for necessário.

A lona de um pára-quedas ou tenda ajudará a impedir que os detritos se acumulem em você, embora não impeça os raios gama. É impossível, em um nível físico muito fundamental, se proteger completamente de toda radiação. Só pode ser reduzido a um nível tolerável. Use o seguinte para ajudá-lo a determinar a quantidade de material necessária para reduzir a penetração da radiação para 1/1000:

- Aço: 21 cm
- Rocha: 70-100 cm
- Concreto: 66 cm
- Madeira: 2,6 m
- Solo: 1 m
- Gelo: 2 m
- Neve: 6 m

Planeje ficar em seu abrigo por no mínimo 200 horas (8 a 9 dias). **Em hipótese alguma você deve deixar o abrigo nas primeiras quarenta e oito horas.**

A razão para isso é evitar os "produtos de fissão" criados por uma explosão nuclear. O mais mortal deles é o iodo radioativo. Felizmente, o radioiodo tem uma meia-vida relativamente curta de oito dias (o tempo que leva para a metade se decompor naturalmente em isótopos mais seguros). Lembre-se de que, mesmo após 8 a 9 dias, ainda haverá muito radioiodo por perto, portanto, limite sua exposição. Pode levar até 90 dias para que a quantidade de radioiodo decaia para 0,1% da quantidade inicial.

Os outros principais produtos da fissão nuclear são o césio e o estrôncio. Estes têm meias-vidas mais longas de 30 anos e 28 anos, respectivamente. Eles também são muito bem absorvidos pelos seres vivos e podem tornar os alimentos perigosos por décadas. Esses materiais podem ser transportados pelo vento por milhares de quilômetros, portanto, se você pensa que está seguro em uma área remota, não está.

Você precisará racionar para sobreviver, obviamente. Portanto, você acabará se expondo à radiação (a menos que esteja em um abrigo específico com comida e água).
Os alimentos processados podem ser consumidos, desde que o recipiente não tenha furos e esteja relativamente intacto.

Os animais podem ser comidos, mas devem ser cuidadosamente esfolados com o coração, fígado e rins descartados. Tente não comer carne próxima ao osso, a medula óssea retém a radiação.

As plantas em uma "zona quente" são comestíveis; aqueles com raízes comestíveis ou vegetação rasteira (como cenouras e batatas) são altamente recomendados.

A água aberta pode ter recebido partículas da precipitação e é prejudicial. A água de uma fonte subterrânea, como uma nascente ou um poço coberto, é sua melhor aposta (considere fazer um destilador solar básico em estilo de poço, releia o capítulo sobre isso).

Use água de córregos e lagos apenas como último recurso. Crie um filtro cavando um buraco a cerca de 30 cm da margem e retirando a água que penetra. Pode estar nublado ou lamacento, então deixe os sedimentos assentarem e ferva a água para garantir a proteção contra bactérias.

Se estiver em um prédio, a água geralmente será segura. Se não houver água, use a água que já está nos canos abrindo a torneira do ponto mais alto da casa para deixar o ar entrar, depois abra uma torneira do ponto mais baixo da casa para escoar a água.

Use todas as roupas (chapéus, luvas, óculos de proteção, camisa de manga fechada, etc.), especialmente quando estiver fora para ajudar a prevenir as queimaduras beta. Descontaminar sacudindo as roupas constantemente. Lave a pele exposta com água; algum resíduo sedimentado eventualmente causará queimaduras.

Tratamento das queimaduras

Aqui está como tratar a radiação e as queimaduras térmicas:

- <u>Queimadura leve</u>. Também conhecida como queimadura Beta (embora possa ser de outras partículas). Mergulhe as queimaduras beta em água fria até que a dor desapareça (geralmente em 5 minutos). Se a pele começar a formar bolhas, carbonizar ou romper, lave-a com água fria para remover os contaminantes e cubra com uma compressa estéril para evitar infecções. Não fure as bolhas! Se a pele não formar bolhas, carbonizar ou romper; não cubra, mesmo que seja uma grande parte do corpo (quase como queimadura de sol). Em vez disso, lave a área e cubra-a com vaselina ou uma solução de fermento em pó e água, se disponível. Mas a terra úmida (não contaminada) serve.
- <u>Queimadura severa</u>. Elas são conhecidas como queimaduras térmicas, pois vem principalmente do calor da explosão de alta intensidade, em vez de partículas ionizantes, embora possam ser delas. Elas podem ser fatais; tudo se torna um fator: perda de água, choque, dano pulmonar, infecção, etc. Siga estas etapas para tratar uma queimadura grave:

Se a roupa cobrir a área queimada, corte suavemente e remova o pano da queimadura. *NÃO* tente remover o pano que grudou ou se fundiu na queimadura. *NÃO* tente puxar roupas sobre a queimadura. *NÃO* coloque nenhuma pomada na queimadura.

Lave suavemente a área queimada APENAS com água. NÃO aplique cremes ou pomadas.

NÃO use um curativo médico estéril normal que não seja específico para queimaduras. Como curativos não adesivos para queimaduras (e todos os outros suprimentos médicos) provavelmente serão escassos, uma alternativa conveniente é usar filme plástico (também conhecido como filme acrílico), que é estéril, não adere às queimaduras e é de fácil acesso.

<u>O Choque:</u> É devido ao fluxo inadequado de sangue para os tecidos e órgãos vitais. Se não for tratado, pode ser fatal. O choque resulta de perda excessiva de sangue, queimaduras profundas ou reações à visão de uma ferida ou sangue. Os sinais são inquietação, sede, pele pálida e taquicardia.

A transpiração pode ocorrer mesmo se a pele estiver fria e úmida. À medida que piora, a respiração fica entrecortada, rápida, com olhar vago.

<u>Para tratar</u>: Mantenha os batimentos cardíacos e a respiração adequados massageando o tórax e posicionando a pessoa para uma respiração adequada. Afrouxe qualquer roupa apertada e tranquilize a pessoa. Seja firme, mas gentil, com autoconfiança.

Sinta-se à vontade para ajudar as pessoas com a doença da radiação, também chamada de Síndrome da Radiação. Isso não é contagioso e tudo depende da quantidade de radiação recebida.

Unidades de radiação

Familiarize-se com as unidades de radiação para poder usar seu contador Geiger com confiança, este é o primeiro instrumento que você deve comprar sem hesitação. Ele salvará vidas.

Gy (cinza) = a unidade SI usada para medir a dose absorvida de radiação ionizante: 1 Gy = 100 rad. Sv (Sievert) = a unidade SI do equivalente da dose: 1 Sv = 100 REM.

Para fins de simplificação, 1 Gy é geralmente equivalente a 1 Sv.
Aqui estão como os sintomas podem se relacionar com a quantidade de exposição à radiação:

- Menos de 0,05 Gy: Sem sintomas visíveis.
- 0,05 a 0,5 Gy: Diminuição temporária da contagem dos glóbulos vermelhos.
- 0,5 a 1 Gy: Diminuição da produção das células da imunidade; suscetível às infecções; as náuseas, a dor de cabeça e os vômitos podem ser comuns. Esta quantidade de radiação é geralmente sobrevivível sem qualquer tratamento médico.
- 1,5 a 3 Gy: 35% por cento dos expostos morrem em 30 dias. (LD 35/30) Com náuseas, vômitos e perda de cabelo por todo o corpo.
- 3 a 4 Gy: Envenenamento grave por radiação, 50% de fatalidade após 30 dias (LD 50/30). Outros sintomas são semelhantes à dose de 2 a 3 Sv, com sangramento incontrolável na boca, sob a pele e nos rins (50% de probabilidade a 4 Sv) após a fase latente.

- 4 a 6 Gy: Envenenamento agudo por radiação, 60% de fatalidade após 30 dias (LD 60/30). A fatalidade aumenta de 60% a 4,5 Sv para 90% a 6 Sv (a menos que haja cuidados médicos intensos). Os sintomas começam meia hora a duas horas após a irradiação e duram até 2 dias. Depois disso, há uma fase latente de 7 a 14 dias, após a qual geralmente aparecem os mesmos sintomas da irradiação de 3 a 4 Sv, com intensidade aumentada. A esterilidade feminina é comum neste momento. A convalescença leva vários meses a um ano. As principais causas de morte (em geral entre 2 a 12 semanas após a irradiação) são infecções e hemorragias internas.

- 6 a 10 G: Envenenamento agudo por radiação, quase 100% de fatalidade após 14 dias (LD 100/14). A sobrevivência depende dos cuidados médicos intensos. A medula óssea é quase ou completamente destruída, portanto, um transplante de medula óssea será necessário. Os tecidos gástricos e intestinais são severamente danificados. Os sintomas começam entre 15 a 30 minutos após a irradiação e duram até 2 dias. Posteriormente, há uma fase latente de 5 a 10 dias, após a qual a pessoa morre de infecção ou hemorragia interna. A recuperação levaria vários anos e provavelmente nunca seria completa. Devair Alves Ferreira recebeu uma dose de aproximadamente 7,0 Sv durante o acidente de Goiânia e sobreviveu, em parte devido à sua exposição fracionada.

- 12 a 20 REM: A morte é 100% nesta fase; os sintomas aparecem imediatamente. O sistema gastrointestinal é completamente destruído. Sangramentos incontroláveis ocorrem na boca, sob a pele e nos rins. Fadiga e o adoecimento geral cobram seu preço. Os sintomas são os mesmos de antes, com intensidade aumentada. Recuperação impossível.

- Mais de 20 REM. Os mesmos sintomas se instalam instantaneamente, com intensidade aumentada, e então cessam por vários dias na fase do "fantasma ambulante". De repente, as células gastrointestinais são destruídas, com perda de água e sangramento excessivo. A morte começa com delírio e insanidade. Quando o cérebro não consegue controlar as funções corporais como a respiração ou a circulação sanguínea, a pessoa morre. Nenhuma terapia médica pode reverter isso; a ajuda médica é apenas para conforto.

Infelizmente, você tem que aceitar que uma pessoa pode morrer. Embora severo, não desperdice as rações ou os suprimentos com aqueles que estão morrendo das doenças causadas pela radiação. Mantenha as rações para os aptos e saudáveis, caso haja demanda. A doença da radiação é prevalente entre os mais jovens, os velhos e/ou doentes.

EMP e seus dispositivos elétricos

Uma arma nuclear detonada em uma altitude muito elevada gerará um pulso eletromagnético tão poderoso que pode destruir os dispositivos eletrônicos e elétricos. No mínimo, desconecte todos os dispositivos das tomadas elétricas e das antenas.

Colocar rádios e lanternas em um recipiente de metal selado (uma "gaiola de Faraday") pode protegê-los do EMP, desde que os itens protegidos *não estejam*em contato com o recipiente. A blindagem de metal deve envolver completamente o item protegido, e ajuda se estiver aterrada.

Os itens a serem protegidos devem ser isolados do invólucro condutivo, pois o campo do EMP que cobre a blindagem ainda pode induzir tensões nas placas dos circuitos de estado sólido. Um "cobertor espacial" metalizado (custando cerca de R$ 15,00) enrolado firmemente em torno de um dispositivo embrulhado em jornal ou algodão pode atuar como um escudo de Faraday; útil se estiver longe da explosão.

Outro método é embrulhar uma caixa de papelão com papel alumínio ou folha de cobre.

Preparação Espiritual

Até agora falamos sobre todos os tipos de preparação neste livro, mas não tocamos no importante tópico da preparação espiritual. *"Por que precisamos de preparação espiritual para uma emergência?"* Bem, na verdade pode ser a única fonte de sobrevivência depois de ter tentado todo o resto.

É quase certo que neste tipo de situação de emergência aguda, o caos, a confusão, a agitação e o estresse acompanharão o cenário. Você pode ter bastante comida, água, família e conforto físico, mas nada poderá substituir o que você "armazenou" espiritualmente.

Se você não tem o hábito de procurar conforto e paz fora de si, a probabilidade de conseguir fazê-lo com sucesso em meio ao caos é irreal. No entanto, garanto-lhe que será tão vital quanto sua comida e água.

A preparação espiritual não pode ser acumulada da noite para o dia. É preciso um esforço diligente e consistente. Na verdade, é provável que, se você ainda não tem o hábito de fortalecer sua posição espiritual, provavelmente não fará tais esforços em meio a um desastre. Isso tornaria qualquer pessoa mais vulnerável a essas situações difíceis.

Em uma emergência, surgirão situações para as quais não podemos estar preparados. A preparação espiritual é muitas vezes a única coisa que pode preencher as lacunas do que podemos e não podemos fazer. As pessoas que gastam tempo se preparando espiritualmente conscientemente tendem a ser pessoas mais amorosas e empáticas, e em um momento de emergência esse amor e empatia podem ser a diferença entre sobreviver ou não.

A oração como ferramenta de cura

"Aquele que é capaz de orar corretamente, mesmo que seja o mais pobre de todos, é essencialmente o mais rico. E aquele que não tem uma oração adequada, é o mais pobre de todos, mesmo que se sente em um trono real" São João Crisóstomo.

Deixe-me começar dizendo que acredito em um Deus único para todos os povos do mundo. A religião e as denominações religiosas são feitas pelo homem e precisamos transcender essas crenças muitas vezes fanáticas e nos concentrar no Deus único que simboliza o amor verdadeiro e incondicional. É aqui que nossos corações precisam estar abertos para nos tornarmos seres mais amorosos e empáticos, para que possamos ajudar todos ao nosso redor, inclusive a nós mesmos.

Características intrínsecas do amor

Na Escritura a seguir, o apóstolo Paulo deu uma descrição clara sobre as características intrínsecas do amor:

O amor é paciente, o amor é gentil. Não inveja, não se vangloria, não se orgulha. Não desonra os outros, não é egoísta, não se irrita com facilidade, não guarda erros. O amor não se deleita com o mal, mas se alegra com a

verdade. Sempre protege, sempre confia, sempre espera, sempre persevera
(1 Coríntios 13:4-7).

O amor é a personificação do caráter de Deus.

O amor não é um abstrato. O amor não é um sentimento. O amor não é
realmente uma atitude. O amor é uma ação. O amor é uma atividade. No
grego original, a palavra é um verbo, não um substantivo. Descreve uma
ação.

O apóstolo Paulo em Coríntios lista dezesseis características do amor.
Cada vez que leio esta lista, sinto-me profundamente desafiado. Eu sei o
quanto estou aquém de todas essas características, é humilhante:

- ✓ O amor nunca desiste, o amor é paciente
- ✓ O amor se preocupa mais com os outros do que consigo mesmo
- ✓ O amor não quer o que não tem
- ✓ O amor não resiste
- ✓ Não tem cabeça inchada
- ✓ Não se impõe aos outros
- ✓ Nem sempre é "eu primeiro"
- ✓ Não sai do controle
- ✓ Não registra os pecados dos outros
- ✓ Não se diverte quando os outros rastejam
- ✓ Tem prazer no florescimento da verdade
- ✓ Aguenta qualquer coisa
- ✓ Confia em Deus sempre
- ✓ Busca sempre o melhor
- ✓ Nunca olha para trás
- ✓ Mas segue até o fim.

Orando ao Deus Único

Portanto, independentemente de nossa denominação religiosa, todos
podemos orar ao único Deus que deve estar no coração de todos. A oração
pode ser um requisito para os cristãos, mas não é apenas para os cristãos,
Deus ouve a todos nós, não importa nossa cor, credo ou religião.

Anos atrás, eu não costumava orar. Eu pensei que nada realmente acontecia. No entanto, em meus últimos anos, comecei a dominar a arte da oração e agora oro sistematicamente diariamente, é uma parte inerente e importante da minha vida. Eu oro muitas vezes por dia; para meus filhos, para minha esposa, para meus pacientes, para aqueles que estão sofrendo, para os políticos que desejam nos prejudicar, bem como para todos aqueles que não rezam e aqueles que têm seu foco no materialismo, no consumismo e em outros interesses mundanos.

A oração é uma *experiência*. Não é um sentimento, embora a oração venha do coração, não da mente. À medida que aprendemos a arte da oração, experimentamos coisas acontecendo em nossas vidas e nas vidas das outras pessoas que não podem ser explicadas logicamente, é como se pequenos milagres acontecessem contra todas as probabilidades.

Não há nada mais importante ou enriquecedor do que ter um relacionamento pessoal com Deus. Quando você reserva um tempo para caminhar com Deus todos os dias por meio da oração, seu relacionamento com ele cresce, esse é o objetivo da oração.

A oração é a maneira mais poderosa de experimentar Deus, mas muitas vezes falhamos. No entanto, quando trabalhamos diariamente em nossa vida de oração e fazemos questão de prestar contas a Deus, começamos a entrar em um espaço de total vulnerabilidade e abertura para receber a obra de Deus em nossas vidas. Esteja aberto e permita que Deus o guie, muitas vezes você ficará surpreso com o resultado positivo e geralmente o que você irá testemunhar não é o que você planejou pessoalmente. Muitas vezes, Deus nos cutuca para evoluir espiritualmente, para abrir nossos corações, para amar nossa família, amigos e vizinhos. Isso é o que Deus quer de todos nós, apenas entregue-se a Ele e deixe-o guiá-lo.

A oração é mais pessoal e poderosa quando a aceitamos, não como uma tarefa diária ou assustadora, mas como um estilo de vida. Quando nos esforçamos para nos aproximar Dele, crescemos em nossa intimidade com Ele e podemos finalmente lidar com os desafios diários que enfrentamos. Deixe se levar, e deixe Deus entrar em sua vida hoje.

Como Devemos Orar?

Muitas vezes as pessoas perguntam, como devemos orar? Em que palavras e em que língua? Alguns até dizem: *"Não rezo porque não sei como; não conheço nenhuma oração."* Você não precisa de nenhuma habilidade especializada para orar. Você pode simplesmente falar com Deus. Podemos orar a Deus na linguagem que usamos ao falar com as pessoas, ao pensar.

A oração deve ser muito simples. Santo Isaac, o Sírio, disse: *"Toda a estrutura da sua oração deve ser sucinta. Uma palavra salvou o publicano, e uma palavra fez do ladrão da cruz herdeiro do Reino dos Céus"*.

Recordemos a parábola do publicano e do fariseu:

Dois homens subiram ao templo para orar; um fariseu e outro publicano. O fariseu, de pé, orava consigo mesmo: Deus, graças te dou, porque não sou como os outros homens, roubadores, injustos, adúlteros, nem ainda como este publicano. Jejuo duas vezes na semana, dou o dízimo de tudo o que possuo. E o publicano, pondo-se de longe, não levantava sequer os olhos ao céu, mas batia no peito, dizendo: Deus, tem misericórdia de mim, pecador (Lucas 18:10-13).

E esta curta oração o salvou. Lembremo-nos também do ladrão que foi crucificado com Jesus e que lhe disse: *Senhor, lembra-te de mim quando entrares no teu reino* (Lucas 23:42). Isso por si só foi o suficiente para ele entrar no Paraíso.

A oração pode ser extremamente breve. Se você está apenas começando seu caminho de oração, comece com orações muito curtas, para permitir que você se concentre. Deus não precisa de palavras; Ele precisa de corações. As palavras são secundárias; de suma importância são o sentimento e a disposição com que nos aproximamos de Deus.

Aproximar-se de Deus sem um sentimento de reverência ou com distração é muito mais perigoso do que dizer as palavras erradas na oração.

A oração distraída não tem significado nem valor. Uma lei simples está em ação: se as palavras da oração não chegarem ao nosso coração, elas não chegarão a Deus. Portanto, é muito importante que cada palavra da oração seja sentida profundamente por nós.

Não precisamos fazer longas orações ou ler um livro de orações. Talvez a oração mais famosa e mais usada entre os cristãos seja a Oração de Jesus, é simples e curta, mas muito poderosa e pode fazer mudanças profundas em nossos corações quando repetida várias vezes ao dia.

Um lutador ascético disse que se pudéssemos, com toda a força de nossos sentimentos, com todo nosso coração e alma, apenas dizer a oração *"Senhor, tenha misericórdia"*, isso seria suficiente para a salvação. Mas o problema é que, via de regra, não podemos dizer isso de todo o coração; não podemos dizer isso com toda a nossa vida. Portanto, para sermos ouvidos por Deus, tendemos a usar muitas palavras.

A Oração de Jesus é muito simples:

"Senhor Jesus Cristo, tem misericórdia de mim, um pecador".

Se você está incluindo outras pessoas em suas orações, muitas vezes é suficiente dizer: *"Senhor Jesus Cristo, tenha misericórdia de nós"* enquanto pensa em seus filhos ou pacientes ou quem quer que seja, Deus sabe por quem você está orando, mesmo sem mencionar o nome deles.

As palavras são realmente muito simples, mas precisamos que elas ressoem no coração, e isso exige que aquietemos a mente, acreditemos na importância da oração e reservemos um tempo durante o dia; tenha empatia e deixe as palavras tocarem seu coração, depois de muita prática isso começará a acontecer automaticamente, e as mudanças em sua vida e na dos outros por quem você ora, acontecerão para melhor.

Os segredos para o poder máximo da oração

Talvez o detalhe mais interessante e importante de toda essa pesquisa seja que certos fatores afetam o quão poderosos serão os benefícios da oração. Esses fatores são basicamente as qualidades da consciência humana, como:

- Carinho
- Compaixão
- Empatia
- Amor

Quanto mais fortes forem essas qualidades, maiores serão os benefícios da oração. Uma coisa é verdadeira para todos os estudos sobre a oração, e algo que não é tão importante é *o que especificamente você* acredita. O que importa é se você acredita em algo, e *como você* coloca essa crença em prática.

Orar por todos os seus concidadãos em uma emergência terrível, e particularmente quando grandes grupos de pessoas oram juntos, é muito poderoso e reconfortante. Orem juntos em grupo e vejam os benefícios que isso trará nas emoções e no espírito de todos os presentes, precisamos desse estado espiritual para nos ajudar a superar e a sobreviver a essas situações difíceis.

Se nossos líderes psicopatas passassem mais tempo rezando e humilhando seus egos e narcisismo, livros como este não precisariam ser escritos.

Então, mostre-lhes o exemplo e comece a praticar a oração agora, mesmo orar por eles ajudará a abrandar seus corações e a nos dar mais esperança.

Deus abençoe a todos nós!

CONSULTAS E INFORMAÇÕES ADICIONAIS

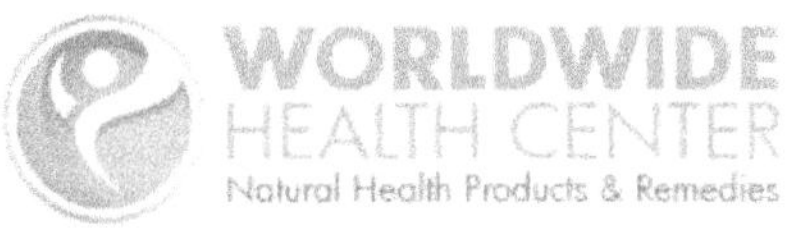

Centro Mundial de Saúde
A maioria dos suplementos mencionados neste livro pode ser obtida neste site.
Tel: +357 24 82 33 22
Email: admin@worldwidehealthcenter.net
Web: www.worldwidehealthcenter.net

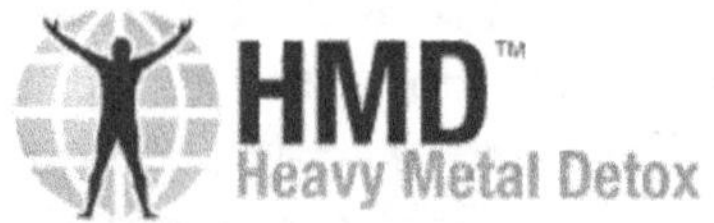

Desintoxicar Metais Pesados

Produtos relacionados à desintoxicação natural de metais tóxicos podem ser adquiridos aqui, enviados globalmente.
Tel: +357 24 82 33 22
Email: admin@detoxmetals.com
Web: www.detoxmetals.com

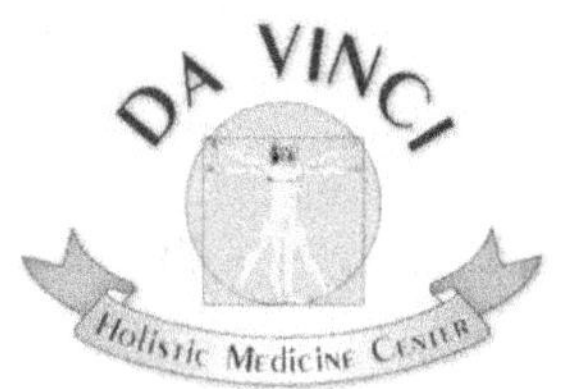

Consultas Clínicas

Para agendar consultas com o Dr. Georgiou no Da Vinci Holistic Health Center em Larnaca, Chipre, basta ligar para o Centro ou enviar um e-mail.

Tel: +357 24 – 82 33 22
Email: admin@naturaltherapycenter.com
Web: www.naturaltherapycenter.com

Instituto Da Vinci de Medicina Holística

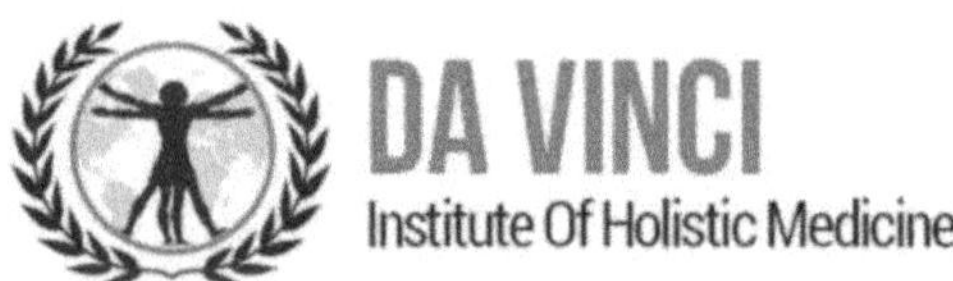

Qualquer pessoa interessada em concluir os estudos em Medicina Holística pode se inscrever diretamente no Instituto Da Vinci.
Tel: +357 24 – 82 33 22
E-mail: admin@collegenaturalmedicine.com
Web: www.collegenaturalmedicine.com

SOBRE O AUTOR

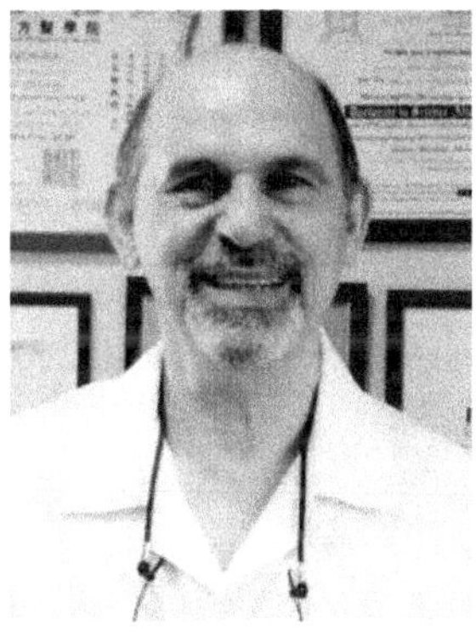

<u>Dr. George John Georgiou</u>, 68 anos, tem 11 graduaçoes e diplomas que abrangem 25 anos em vários tópicos que vão desde Biologia, Psicologia e Medicina Natural. Especificamente:

1. Bacharel em Ciências (B.Sc) com honras em Biologia/Psicologia pela Oxford Brook's University, Oxford, Inglaterra
2. Mestrado em Ciências (M.Sc) em Psicologia Clínica pela Universidade de Surrey, Guildford, Inglaterra
3. Doutor em Filosofia (Ph.D). em Sexologia Clínica pelo The Institute for Advanced Study of Human Sexuality, San Francisco, EUA.
4. Doutor em Ciências (D.Sc (AM)) em Medicina Alternativa pela International Open University of Alternative Medicine
5. Nutrição Clínica (Dip. ION - Distinction) pelo Institute of Optimum Nutrition (ION), Londres, Inglaterra
6. Diploma em Electronic Impulse Therapy (Dip.E. I.Th) pelo Euro College of Complementary Medicine, Reino Unido
7. Diploma em Iridologia Naturopática do Holistic Health College, Reino Unido e Diploma em Iridologia da Society of Iridologists, Reino Unido
8. Diploma como Master Herbalist (MH) pela Holistic Health College, Reino Unido
9. Diploma em Medicina Homeopática (DIHom) pelo British Institute of Homeopathy, Reino Unido
10. Diploma em Acupuntura Su Jok pelo Onnuri College, Almaty, Cazaquistão

11. Doutor em Medicina Naturopática (Pastoral) – ND (P) pela Sagrada Ordem Médica dos Cavaleiros da Esperança, EUA – Licença número: L1016988.

Ele é o Diretor Fundador do Da Vinci Holistic Health Centre em Larnaca, Chipre – veja www.naturaltherapycenter.com Este é um centro multimodal especializado no tratamento de doenças crônicas de todos os tipos. Este modelo de cuidados de saúde usando uma abordagem holística foi ilustrado em seus 23 livros que ele escreveu até hoje.

A pesquisa também é uma de suas paixões e é considerado um especialista em desintoxicação natural de metais pesados, tendo sido premiado com o título de Doutor em Ciências neste tópico. Ele passou mais de três anos formulando e testando usando ensaios duplo-cegos, controlados por placebo, com mais de 350 pessoas, um quelante de metal tóxico natural chamado HMD™ (Heavy Metal Detox). Atualmente, ele é o detentor mundial da patente pendente deste produto, que é vendido mundialmente em www.detoxmetals.com

Existem muitos artigos que o Dr. Georgiou publicou em periódicos revisados por pares que estão disponíveis em seus sites em www.naturaltherapycenter.com e www.detoxmetals.com

Seus interesses de pesquisa fizeram dele o principal investigador da Organização Mundial da Saúde (OMS) em estudos sobre AIDS e uso de drogas, bem como outras pesquisas envolvendo alcoolismo, abuso de drogas e disfunções sexuais. Ele lecionou para estudantes de mestrado em psicologia em um campus externo da Universidade de Indiana, EUA, e tem sido um escritor prolífico de artigos de saúde para o público em geral, tendo escrito literalmente milhares em inglês e grego.

Em relação à sua carreira em Sexologia Clínica, ele foi o primeiro sexólogo profissional a trabalhar no Chipre, fazendo história a esse respeito. Isso foi em 1983, quando a sexologia era algo inédito neste país sexualmente reprimido.

Sua dissertação de doutorado em Sexologia Clínica foi intitulada *As Atitudes Sexuais dos Sacerdotes Ortodoxos Gregos* – um estudo único nunca antes realizado na religião Ortodoxa. Houve considerável antagonismo de certas esferas da igreja grega ortodoxa em relação aos resultados do estudo.

Em 1990, ele tinha seu próprio programa de rádio ao vivo na hora do almoço de sábado, intitulado *Human Sexuality*. Isso estava muito à frente de seu tempo e, em um período de dois anos, o Dr. Georgiou conseguiu cobrir 96 tópicos da sexualidade humana com o público fazendo perguntas que refletiam a ignorância, tabus e preconceitos da época. Este foi o primeiro programa desse tipo na história de Chipre.

Em 1999 ele publicou o primeiro livro já escrito na língua grega sobre o tratamento da ejaculação precoce, publicado na Grécia. Ele também é o editor do capítulo sobre o Chipre na Enciclopédia Internacional de Sexualidade, Volume 4.

Como o Dr. Georgiou tem dois doutorados, um em Sexologia Clínica e outro em Medicina Alternativa, ele formulou os protocolos para o tratamento das disfunções sexuais que envolvem a integração de ambas as disciplinas. Ele cunhou esta *Sexologia Naturopática*, que é um termo único pertinente a ele, se você pesquisar esse termo no Google, ele o levará de volta aos sites dele.

Ele é atualmente o Diretor Fundador do Da Vinci Holistic Health Center em Larnaca, Chipre, bem como o Diretor Acadêmico do Da Vinci Institute of Holistic Medicine, uma instituição educacional de ensino à distância, e o Diretor/fundador do Da Vinci BioSciences Centro de Pesquisa.

É Membro das seguintes Associações/Institutos:

- The Society of Biology, UK (MSBiol.)
- Chartered Biologist, UK (C. Biol)
- Member of the Royal Microscopy Society, UK
- The General Council and Register of Naturopaths, UK (GCRN)
- Full Member, The British Naturopathic Association, UK
- The Register of Naturopathic Iridologists, UK (M.R.N.I.)
- Fellow of the British Institute of Homeopathy, UK (FBIH)
- The American College of Clinical Thermology, USA
- The International Su Jok Therapy Association, Russia
- National Iridology Research Association, USA (NIRA)
- Associate Fellow of the British Psychological Society, UK (AFBPsS)
- Chartered Psychologist, UK, BPS (C.Psychol)
- Member, Health Professions Council, UK – registered as Clinical Psychologist (PYL15128)

- Member of Cyprus Psychologists' Association, Cyprus.
- Diplomate of the American Board of Sexology, USA (ABS)
- Registered Sex Therapist with ABS, USA
- Member, The American College of Sexologists, USA (ACS)
- Fellow of the American Academy of Clinical Sexologists, USA (FAACS)
- Member, World Association for Sexology (WAS), USA
- Member of the Cyprus Association of Alternative Therapists (N.D.).

O Dr. Georgiou é casado com a Maria, Psicoterapeuta/Palestrante e tem 4 filhos com idades compreendidas entre os 23 e os 37 anos e netos. Seus hobbies e interesses incluem pilotar um avião particular, restaurar motocicletas e carros antigos clássicos, restaurar móveis antigos, relojoaria, jogar bouzouki, web master, viajar, escrever, administrar um laboratório particular pesquisando medicina energética, microbiologia e biologia molecular, apicultura e administrando uma fazenda orgânica.

Mais livros escritos pelo Dr Georgiou:

1. Candida Cure: Healing Naturally in 90-Days – 5,000 Successful Cases! (English & Portuguese)
2. Gallstones: Ridding Stones Naturally in 24 Hours
3. Diabetes: Natural Treatments that Really Work!
4. Curing the "Incurable" with Holistic Medicine: The Da Vinci Secrets Revealed
5. Acid Reflux: Natural Healing for GERD in 90 Days
6. Lupus: Natural Treatment Protocols for Complete Recovery
7. Haemorrhoids: Natural Healing That Really Works!
8. Cholesterol Cure: Heal Naturally Without Medication
9. Diverticulosis: Natural Healing That Really Works
10. Why Am I Sick? Eliminate the Causes and Be Well Forever! (English & Arabic)
11. Eczema: Heal Naturally, Without Medication
12. Celiac Disease: Natural Approaches for Optimal Living
13. Rheumatoid Arthritis: Natural Approached to Pain-Free Living
14. Gout Cure: Natural Treatments that Really Work!
15. Osteoarthritis: Natural Treatments Without Medication
16. Psoriasis: Natural Treatments That Really Work!
17. IBS: Heal Your Gut Naturally in 90 Days

Todos os livros estão disponíveis em www.naturalthcrapyccnter.com

www.ingramcontent.com/pod-product-compliance
Lightning Source LLC
Chambersburg PA
CBHW051819150726
47998CB00001B/218